U0071665

AQUARIUS

AQUARIUS

AQUARIUS

AQUARIUS

後青春 Restart

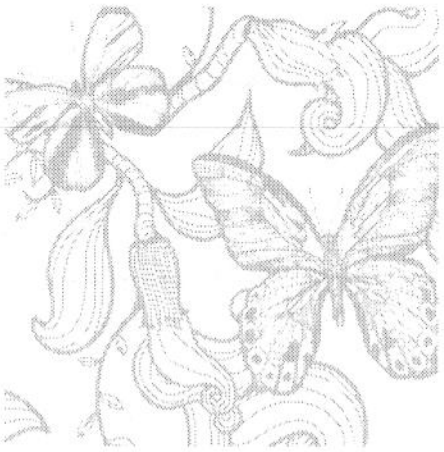

後青春，更超越青春。
從心理、健康、照護，到尊嚴的告別，
我們重新啟動一個美好的人生後半場。

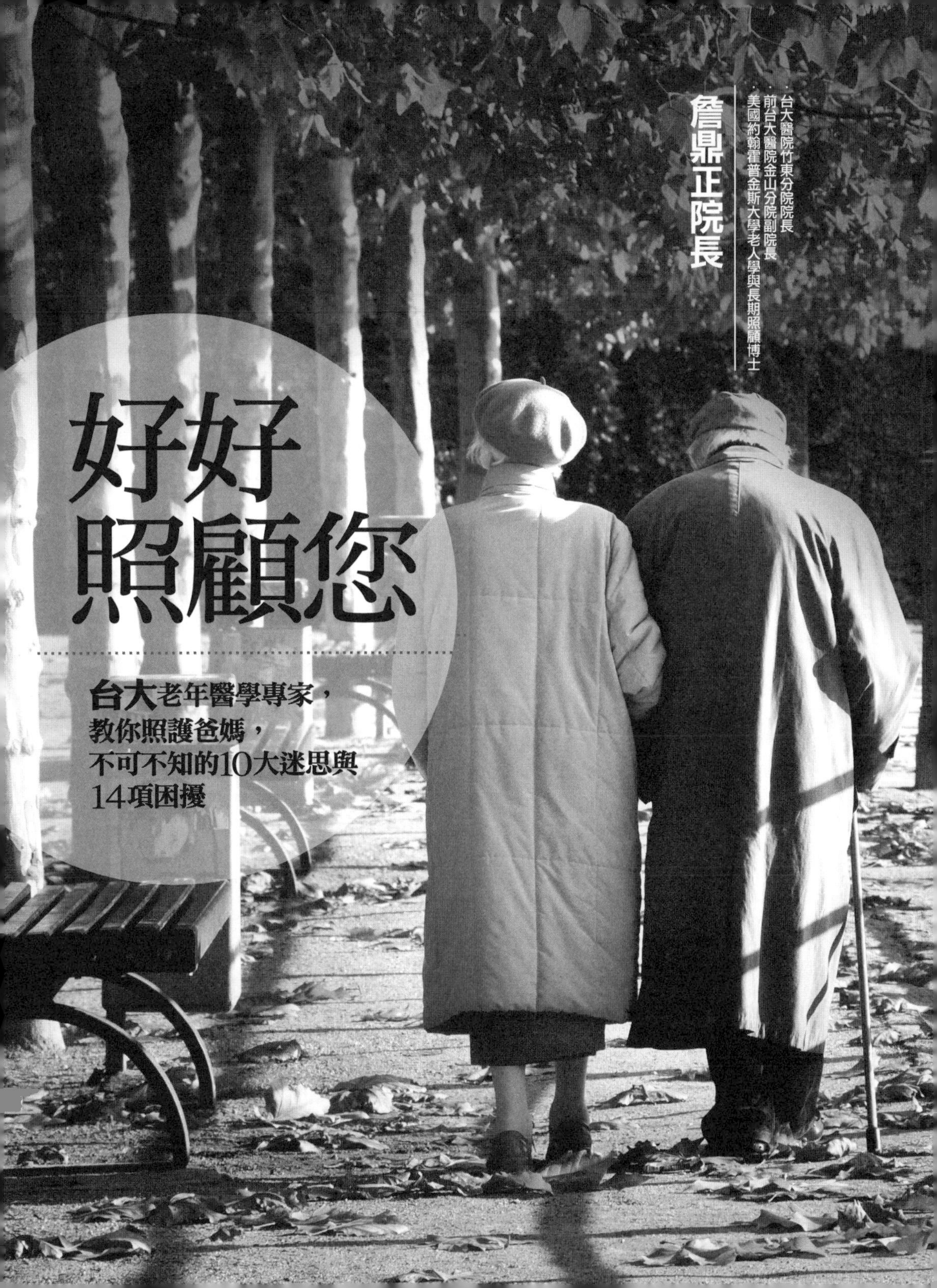

．台大醫院竹東分院院長
．前台大醫院金山分院副院長
．美國約翰霍普金斯大學老人學與長期照顧博士
詹鼎正院長

好好照顧您

台大老年醫學專家，
教你照護爸媽，
不可不知的10大迷思與
14項困擾

他們都推薦！

林依瑩（弘道老人福利基金會執行長）

林書煒（節目主持人）

洪冠予（台大醫院副院長）

陳秀丹（國立陽明大學附設醫院內科加護病房主任）

黃勝堅（台北市立聯合醫院總院長）

楊培珊（台灣大學社會工作學系教授）

蔡克嵩（台大醫院北護分院院長；台大醫學院內科教授）

（依姓名筆劃順序排列）

【自序】從我一百零四歲的外婆談起……

二〇〇六年我從美國回來時，剛好台大成立老年醫學部，從原本三個主治醫師、十八床到現在六個主治醫師、四十二床，部門慢慢在成長，自己也從一個年輕人變成頭髮花白的中年大叔。

一開始走在醫院，跟別人說我們是「老年醫學部」的醫師，常常大家「霧煞煞」，很高興這些年來，老年人的議題愈來愈受到重視，現在大家會說：「啊，老年醫學是一個很有未來的專業。」

這些年來，慢慢的，我也有了自己看病的風格。我其實不是個太嚴格的人，也滿喜歡與病友商量，所以大部分的阿公阿嬤會覺得來看詹醫師還滿輕鬆的。不過，短短的門診時間，很多老人家自我照顧、保健之道，都只能淡淡提一下，於是我常常在想，有沒有辦法寫書，讓老人家自己看、自己學，就不用講到「有嘴無涎」？雖然之前我也出版過一些與老年人相關的書籍，但我媽媽常說：「你寫的書很像教科書，可能真正有需要的老人家會看不懂。」這一次，寶瓶文化來找我合作，想要用另一種方法出書，先請人採訪我，然後整理出文章來修潤，這樣的模式，果然親民多了。

其實只要談到照顧老人家，我的外婆一直是我最好的病例，我也一直以能照顧她的健康為榮。

外婆在二〇一四年以一百零四歲的高壽過世，很安詳，沒有遺憾，但最後的十個月過得有些辛苦，也留下一些可以討論的議題。我想，如果有機會重來一次，或許大家會有不同的想法。

外婆長期以來有糖尿病、心衰竭、中風、甲狀腺機能亢進、骨質疏鬆以及大重聽等問題，她行動不便，過去十年來都需要外勞照顧。但她老人家一直是個笑口常開的老菩薩，她每天快樂地吃飯、看電視、刷假牙、睡覺，以及坐在椅子上踢踢腳，當作運動。慢性病在老人科醫師的控制下，也都還算穩定，除了最後一年外，幾年來，住院的次數是用指頭數得出來的。

比較大的問題是發生在二〇〇八年，有一天，因為外婆的尿布上有血，我做了指檢，發現長了一個腫瘤。由於外婆有多重共病，當時預估的平均餘命，可能不到兩

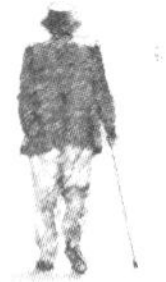

年，而大腸直腸癌又是一個不會長太快的疾病，再加上快一百歲的老人家如果開刀，風險也大，所以我們在家族會議中決定暫不處理，先觀察。堅韌的老人家，除了偶爾有些肛門出血外，一直沒有什麼不舒服。

二〇一三年八月，外婆肚子痛，照了電腦斷層後，發現大腸癌吃破了腸子，引發敗血症、休克，需要緊急開刀，不然當夜可能就會過世。

舅舅、阿姨們決定開刀，清清肚子，控制感染。開刀很成功，但外婆的氣管插管無法移除，最後氣切，需要使用慢性呼吸器。在醫院住了兩個月左右，待回到家中，就使用居家呼吸器，但就算這樣，外婆還是快樂地看電腦中的連續劇，以及阿基師的節目，滿足一下呼吸器不能進食，只能用胃造口進食的遺憾。

只是，平均一至兩個月，就會因為肺炎或其他感染住院，其中還發現休克時下肢缺氧，造成骨髓炎，但又因下肢動脈嚴重阻塞，血流不足，就算使用抗生素，也是效果有限。

在部裡的病房主治陳人豪醫師主持的家庭會議中，長輩們覺得外婆半年多來的生活品質實在很差，所以決定不再治療骨髓炎，回家接受安寧緩和照護。

但在外婆過世之前，居然又因中風，住院了一次。出院一週後左右，可能真的是時間到了，半夜三點，我媽媽還跟外婆道晚安，五點多，外勞發現呼吸器一分鐘只打十二下，是本來設定的速度，因此叫我去看，但也來不及了。

家人們雖然很傷心，但其實也替外婆感到安慰，因為她終於獲得解脫。如果再來一次，或許在二〇一三年八月時，大家會選擇不開刀，讓外婆好好的走，讓她少受一些苦，只是當下太緊急、太不捨，也無法預期到管子會拔不掉，造成後續一連串的問題。

其實，在很早以前，大家（包括外婆本人）就有共識，如果情況不好，會以放棄急救（DNR）為原則，不過那次遇到的狀況，是開刀一切順利，是能救命的，也還沒有到末期，所以大家才會想拚一下。

其實，就算自己是醫師，一遇到親人的緊急狀況，還是很難下決定。本書中，我們也特別開了一個單元「陪伴爸媽，走無憾的人生」，來討論這些困難的決定。

除此之外，這本書是希望以一個相對輕鬆的方式，帶領大家來看老年人的健康問題，而且希望是比較從子女的角度出發的，當然，長者如果自己看，應該也會有收穫。

寶瓶一開始來找我的時候，是先用「照顧爸媽的10大迷思」來破題。因為很多照顧老人家的觀念，病友／家屬與醫師常常不太相同，可是又不一定有機會溝通。

其中，像我最喜歡談的一個迷思就是「吃維骨力（葡萄糖胺），可以預防骨質疏

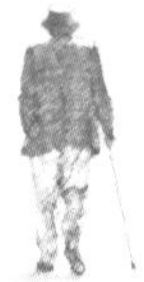

鬆症？」。在門診，我真的遇到很多老人家，當他們被診斷出骨鬆的時候，都會一臉驚訝地對我說：「可是……我都有吃維骨力啊！」那時，我就要不厭其煩地再重複一遍：「維骨力是治療骨關節炎的，所以不論怎麼吃，骨質都不會變好。」解釋的次數多到連助理都會背了。

另外，我們還設計了短短的「照顧爸媽，子女最頭痛的14項困擾」，每一篇都只有五、六百字，這也是在做一些觀念上的澄清。而另一個大單元「爸媽生病時，如何正確就醫與照顧？」其實是在談一些老年人常見的老年病症候群，以及老年慢性病，這與之前的兩本書《你應該要知道的老年醫學》，及《活過一百歲很容易》的內容相呼應，但是相對簡單，強調自我的照護，拿掉很「醫學」的內容，希望這次詹媽媽不會覺得像是在念教科書，一看就睡著。

本書的完成，最重要的兩位推手是寶瓶的張純玲小姐精心策劃及孫蓉華採訪撰稿的妙筆生花。之前兩本書，是報社的文章集結下來的，差不多三年才夠集結成一本。口述、錄音修改版果然厲害，可以在幾個月完成，而採訪撰稿者比較令人驚豔的部分是一個個生活化的例子，不像之前我的例子都是從門診或住院病人來，寫起來像是病例分析，怪不得詹媽媽看不下去。

新的嘗試也要看讀者捧不捧場了，如果大家看了有什麼指教，可以回應給寶瓶文化，讓我們有成長、進步的機會，也希望大家覺得這本書的內容是滿實用的，對老人家的健康照護有所助益。

最後要提到的是，計畫總是趕不上變化。當這本新書寫好、自序擬好的時候，我卻忽然發現從二〇一五年一月五日起，自己即將被調到台大金山分院，擔任副院長一職。

除了非常感謝總院黃院長給了我一個成長的機會外，對於要離開服務八年的工作崗位，其實心裡也是萬分不捨。在此特別感謝老年醫學部的夥伴過去八年來群策群力，努力拓展業務，也祝福大家在新的主任領導下，都有更亮麗的表現。

目錄

Part1 照顧爸媽的10大迷思

目錄

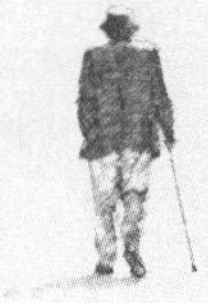

特別企劃／

照顧爸媽，子女最頭痛的14項困擾

1 偷偷吃電台的藥，怎麼辦？

在我的門診裡，常常會有病人家屬帶著老人家過來，說不知道老人家買了些什麼電台藥吃，感覺有些害怕。

其實除了電台藥，也有些「買藥團」，就是召集一群老人家搭遊覽車，觀光一天兼買保健強身藥。吃過的老人家會說，真的吃了全身都有力，不過子女卻說，那些藥看起來讓人有點不安，不知道裡面有沒有放類固醇，所以帶來讓我看看。

除了這兩種，現在還有電視購物、網購，所以其實老人家有很多管道可以吃到不是醫師開的「藥」。

不管是電台藥或買藥團的藥，這些大部分都是健康食品、中藥或經過包裝後的成藥，如果在食品藥物管理署登記有案，那麼可能有基本的安全保障；但如果找不到登記字號的，可能就要很小心。

因為有些標榜是健康食品或純中藥的藥裡，不但放了一些西藥，有些還是被禁用的藥，這樣其實很危險。

為了了解老人家們為什麼這麼愛買電台藥，我偶爾也會聽看看電台的藥物廣告。他們的產品都很神、超級完美，聽得我都心動，而主持人們又超級好，很關心他的聽眾，於是，我了解到，**很多老人家買電台藥是買一個感覺，一個被關心、被注意、被在乎的感覺，其實他們不一定會吃。**

所以與其一直生氣或責備老人家亂買藥，損壞自己的健康，子女們倒不如平日多關心老人家，或許他們對買藥的狂熱就會降下來了。

2很會忍痛，明明不舒服，卻拒絕看醫師？

我在門診常常看到一些老人家，可能是有腳的退化性關節炎，或是患了背部骨刺、椎間盤突出、壓迫性骨折等壓迫到神經的病痛。

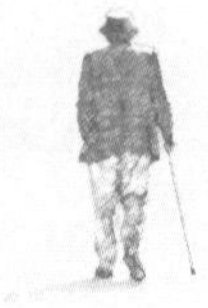

我問他們痛不痛，如果老人家回答我：「滿痛」、「很痛」……我就會開止痛藥給他們。

可是我發現，開給他們的止痛藥，他們常常不願意吃。因為老人家覺得止痛藥傷腎、傷胃，所以寧可放著痛，哪怕都造成行動不便了，也不要吃藥。

甚至還有些老人家，覺得人老了，難免就這邊痛、那邊痛，這是自然且正常的，所以連醫生都不去看，更不用說治療了。

這幾年，醫界一直在推一個概念，**疼痛是第五個生命徵象，也就是除了體溫、心跳、血壓、血氧之外，疼痛是最重要的。**

一個人不管年紀多大，疼痛絕對不是正常老化的一部分，所以有疼痛，就應該找醫師檢查，判斷身體出了什麼問題。當然，很多疼痛是來自於慢性的問題，也不是說看醫師就會好，但至少可以確立診斷，而且**大部分的疼痛是可以控制的**。

西醫針對慢性疼痛，如果是可以治療的，就會盡量從根源下手，例如類風濕性關節炎，但是不可諱言，大部分的慢性疼痛，多少需要止痛藥來控制症狀。

幾乎所有的老年專家都同意，開給老人家的第一線止痛藥應該是與「普拿疼」成分相同的藥物。這類藥物或許止痛效果沒那麼強烈，但相對安全，不傷胃、不傷腎，如果沒有大量的吃，也不太傷肝，所以老人家可以放心。

另外，有一些慢性疼痛，可以透過復健改善，當然，如果是膝關節嚴重磨損，痛到不行，甚至造成行動不便，就可能只有開刀治療了。

最後，還是希望老人家別忍痛，好好找醫師，對症下藥，才能改善生活品質。

3 一點小病痛，就每天往醫院跑？

台灣的老人家愛看病嗎？有老人家一年就用健保卡看了四百次的門診。

很多事都是過猶不及，我們不希望老人家有病痛時，苦苦忍受，不去看病，但如果一年看好幾百次，這也不是正確的。

尤其**不同科、不同醫院的醫師，用藥不太會彼此交流，所以會常發生重複用藥的情況，這對老人家的身體反而是不好的**。

這幾年，健保署在各個醫院推動「整合性醫療」，希望透過整合，病人可以少看一些醫師，少用一些藥，這不但能改善就醫品質，也能減少老人家需要經常就醫的痛苦，而經常看病的老人家，就最適合整合性門診了。

老人家如果會一直重複就診，常常是問題沒有得到解決，或是有些觀念沒有得到澄清，所以才會四處看醫師，希望找到答案。

或是老人家會覺得每一個問題都要找一個醫師，如果身體有五個問題，看了五科，每科每一至三個月，都要回診一次，中間可能還要抽血或做其他檢查，這樣老

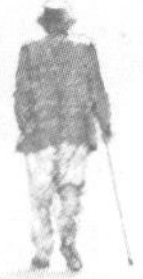

人家就會常常往來醫院了。

至於一些觀念上的問題，常常是一些無法治癒，只能控制的疾病，但老人家並不知道，他們覺得一定要看到「好」，其實這不管看多少醫師，最後都會失望。

有時候，我會好好跟老人家說明，好**讓老人家了解，某些病是要控制，而非治癒，那麼，就能減少老人家要不斷去醫院看診的焦慮**。

當然，如果子女發現家中老人家的生活重心是去醫院看門診，那麼不妨問問老人家身體哪裡不舒服，或者**若時間許可，子女陪同老人家就診也是不錯的方式**。

4 看了醫生，拿了藥，卻自行改藥量？

老人家常常有很多慢性病，醫師也會開立很多藥，但研究發現，**會完全乖乖遵循醫囑用藥的老人家，差不多只有一半左右**。另外，**當開藥種類愈多及每天需服藥的頻次愈高，老人家服藥的遵從性愈差**。

有時候是老人家忘了吃，有時候卻是老人家自行調整劑量。

我常常跟病人說，藥物通常分兩大類，一類是控制疾病的，一類是控制症狀的。如果是控制症狀的藥，其實可以調整，例如止痛藥，通常是有痛才吃；或例如便祕藥，如果排便順暢，也不一定要每天用。所以，如果是這類型的藥物，門診三個月回診一次，我常常會只開一個月，讓病人需要時使用。

但疾病控制的藥，並不建議自行調整，尤其是糖尿病、高血壓、膽固醇等，常是沒有症狀的，而這類型的病，就是要使用藥物，把「數字」控制在一定的目標。

在門診裡，常常有老人家的血糖控制不好，我一問，才知道本來一天開兩次的藥，但老人家只吃一次，這當然就無法達標了。

我又問老人家，為什麼不吃藥。老人家常回答：「怕藥吃太多，傷腎又傷肝。」**其實現在的藥物大部分都相對安全，大部分的醫師也都會定期監測患者的肝、腎功能，而若覺得身體功能異常可能與藥物相關，藥物也可以調整**，也就是說，**如果老人家的血壓、血糖沒控制好，最後反而造成腎臟病變，這真的很得不償失。**

在了解這些嚴重性後，我希望老人家可以按時服藥，或者如果想要調整劑量或服用的次數，必須先與醫師商量，至於子女們，可以提醒老人家，如果有需要，也可以陪同老人家看診，當面與醫師溝通。

5 常常唉嘆老了沒用，想結束生命？

老人家如果常常怨嘆自己沒有用，想結束自己生命……這些絕對不是正常老化的一部分，而是要擔心老人家有沒有憂鬱症。

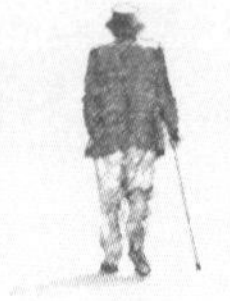

年輕人常覺得老人家日薄西山，退休後又比較沒有生活重心，所以心情應該會比較不好吧？不過，研究發現，老人家重度憂鬱症的比例，並沒有比成年人高，所以隨著年紀增長，老人家其實會自已找到生命的意義，並不會特別憂鬱。

倒是如果遇到一些重大變故，例如老伴過世等，老人家確實可能會因為適應不良而心情不好。

所以如果老人家真的感到沮喪，或總是提不起勁來做事，那麼應該是要讓醫師評估有沒有憂鬱症。在我們常用的「老年憂鬱量表」裡，就特別羅列沒有用、不想活這兩題。

如果老人家真的有輕生的念頭，尤其是心裡已經在計畫的，這就是屬於精神科的急症，要趕快去急診評估、治療，否則如果等到真的發生，就來不及了。

一般來說，老年人都不太喜歡去看精神科，他們也不太會承認自己心情不好，但他們常常會用很多身體上的症狀來表現，例如頭昏、胸悶、腸胃不適、睡不好，或喘不過氣等等。

遇上這樣的老人家，我會特別警覺，通常會再加問：「阿公（或阿嬤），你是不是心情不太好……」許多潛在的老人家憂鬱群族，就是因這句話而顯現。

為人子女如果發現家裡的老人家常常長噓短嘆，或是活動力降低，那麼就要儘快帶他們去看醫師。

6 明明有糖尿病，卻完全不忌口？

糖尿病如果要控制好，藥物、運動及飲食控制，這三者都一樣重要。如果無法做到其中一項，要順利控制糖尿病，恐怕很難。

我常常對患有糖尿病的老人家說，如果能夠嚴格控制飲食，又天天運動，那麼當糖化血色素好到某種程度時，藥物是可以減量的，甚至有些患者，最後只需要飲食控制，而無須吃藥。

反過來說，如果一個糖尿病患者，沒有做好飲食控制，他們的藥物不但常常一直增加，甚至連打針都不一定能控制住糖尿病。

很多老人家會跟我說：「醫生，我都不吃糖，飯也只吃一點點，為什麼糖尿病還是控制不住呢？」

我仔細問了一下，原來老人家不吃飯，卻吃了很多饅頭、番薯，而這些都還是會讓血糖飆高的澱粉啊。

這類難以控制飲食的糖尿病患者，我通常建議他們與營養師或糖尿病衛教師談一談。另外，若老人家不是自己煮飯，那麼，把家裡煮飯的人帶來與營養師溝通，也是個好方法喔。

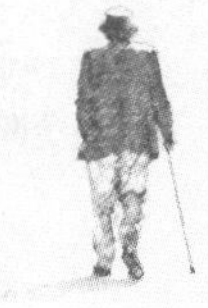

7腎不好，卻又迷信偏方？

台灣慢性腎病的高盛行率，以及高洗腎率，其實是滿有名的。洗腎病人最常見的原因是糖尿病、高血壓所引起的腎臟病，但在一些不明原因的腎功能不好的患者中，藥物、毒素是要考量的因素之一，所以在我門診的老人家，如果他們本來穩定的腎功能在幾個月內快速惡化，通常我都會問對方，最近吃了什麼新的中藥、西藥、草藥，或健康食品，**有時停用這些藥物或健康食品後，腎功能就會改善**。

但必須特別提出來提醒的是，大多數慢性腎病是不可逆的。有些老人家相信一些偏方，認為服用會改善腎功能，可是吃了一陣子，數字並沒有改善。所以如果不是已經臨床證實有用的保護腎臟的藥物，我們不建議使用，因為如果只是沒有效，那倒還好，就怕反而造成腎功能惡化，到時後悔莫及。

大體上來說，腎不好的老人家，所有的用藥都要相對小心。西藥並不是一定會傷腎，而是隨著腎功能變差，劑量要減少，或是有些老人家的腎功能差到某一種程度，那麼可能也不能使用。

至於中藥、草藥、健康食品等，如果真的要使用，還是要定期監測腎功能。

8反應很不靈敏，卻堅持騎車、開車？

老人家可以開車或騎機車到多老，一直是一個很有爭議的問題。

一方面，如果老人家的認知功能不好，反應不靈敏、行動不便、視力不佳，但還是要騎車、開車，那麼發生交通意外的風險會增加。不久之前，美國還報導一位失智老人家開車上高速公路，結果發生連環大車禍。

但另一方面，如果在比較鄉間的地方，沒有車，就好像沒有腳，那麼不讓老人家騎車、開車，不但生活很不便，老人家每天都關在家裡，也不是健康的事。

其實，老人家的健康狀態若不是很好，他們自己在騎車、開車時，也會擔心，他們也會慢慢減少開車、騎車的次數，甚至後來就不騎了。

但如果遇到太固執的老人家，家人怎麼軟硬兼施、好說歹說都沒用，那麼不妨尋求醫師協助。醫師通常還是會站在專業來評估，看看老人家是不是健康狀態差到不適合開車、騎車。

國外的做法，通常是醫師會轉介有開車風險疑慮的老人家接受駕駛評估，看看還可不可以開車，如果不通過的，國家有權利收回駕照，這也可以參考。

只是**如果老人家本來都自己開車、騎車，忽然間被禁止騎車、開車，老人家會很不習慣，所以家人或子女要先做好配套措施，才不會讓老人家的生活空間大幅減**

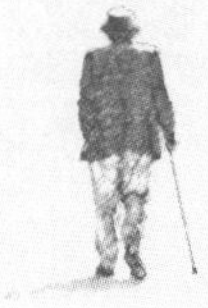

縮，而導致心情不好。

9烹調時，又鹹（否則沒味道）又油膩（說這樣比較香）？

雖然現代人都知道，少鹽、少油、少糖的飲食，比較健康，但不可否認，這樣的食物，常常比較沒有味道、不好吃。

尤其是老人家嗅覺、味覺都退化，他們常常需要一些比較重口味的食物，不然就覺得不好吃、食慾不佳，如果因此瘦下去，也不健康，所以烹調食物時，要在美味與健康之間抓個平衡，有時是滿難的。

之前曾聽過台大營養室鄭金寶主任的演講，她說：「**想要有味道，又不想太油、太鹹，其實可以從食材及調味料下手**，例如用點鳳梨，會酸酸甜甜的，或用些中藥材等等，都可以提味，坊間也有許多健康食譜可以參考。」

不過，如果遇到營養不良、很瘦，每天的食量都不到正常人一半的老人家，我的建議是，不管什麼食物，老人家願意吃最重要，而食物健不健康、均不均衡是其次，因為我們要先求量，再求質，就算是炸雞、薯條，營養不良的老年人，只要想吃都ok。

10聽力不好，卻不願意裝助聽器？

我的外婆從七十歲左右就已經有很嚴重的重聽，我們配過好幾個助聽器給她，可是她寧可比手畫腳，也不願意使用。

到她一百零四歲高壽過世前，我們與她溝通，都一直處在要在她的左耳（比起右耳，左耳聽力好一些）邊大聲叫的狀態下。

其實，像外婆這樣的老人家很多，他們聽力不好，卻又不願意裝助聽器。為什麼呢？大部分的老人家是有一些不太好的經驗，例如戴起助聽器時，常常會有吱吱聲等，也有老人家覺得聽力不好沒什麼大不了的，他們不太在意，也不去看醫師。

不少研究發現，聽力不好的老人家，生活品質較差，而且社交功能也會退化，有時還會疑心疑鬼，擔心人家在背後談論他們。

近年來，助聽器日新月異，設計得愈來愈好，也愈來愈小，如果老人家的聽力真的不好到某種程度，我還是希望老人家能配戴助聽器。

在門診裡，若遇到聽力不好的老人家，我會用一個長得很像聽筒的溝通輔助器，放在老人家的耳邊，有收音放大的效果，我和老人家之間不用吼來吼去。

不過要特別提醒的是，**老人家的聽力不好，醫護人員不應大聲高八度，反而應該要放慢速度、低音，讓老人家看到我們的嘴形，這樣老人家才比較容易聽得到。**

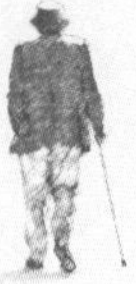

另外，很多老人家聽不到，不光是音量的問題，有時候是辨字的問題，所以老人家聽不到時，不是重複一直說，而是要換一個說法，用不同字表達，也許老人就能了解了。

11冰箱裡的過期食物，認為「冰著就不會壞」，繼續吃？

老人家愛惜物力，很多東西捨不得丟，所以冰箱三不五時會有過期的食物與藥物，老人家還是繼續吃。其實冰箱只是把溫度降低，讓東西比較不會壞掉，但如果過了保存期限，還是不建議食用的。

食物過期，可能會滋生病菌，吃了會拉肚子；藥物過期，可能會失效，無法達到治療的目的。

我們醫院就發生過一位心臟不好的病友，醫師幫他開了舌下含片備用，但過期了，病人卻不知道，病人吃了之後心絞痛，最後還送急診。

所以冰箱其實要定期巡查，看到過期，或是無法確定是否在效期之內的食物或藥品，建議要清掉，這樣冰箱也不會永遠堆滿東西。

這一點，在近期的醫院評鑑中，受到很大的重視。已開封的藥品或食品（包含病患使用的冰箱），都建議用貼紙標上日期，看可以用到何時。例如一些外用藥，開封後一個月內要用完；**一些熟食，開封後一至兩天要吃完，如果超過期限，都建議清掉**。

12 面對醫生，無法講清楚症狀？

看病就像偵探，老師們都說，一個病人要得到一個好的診斷，病史占八成，身體檢查與其他檢驗、影像檢查各占一成左右，所以如果老人家可以把來看病的問題說清楚，通常會讓整個看病的流程更順暢。

但是有時候，老人家可能不太能夠清楚地描述症狀，其中最常見的幾個原因是：1認知功能不好；2中風失去表達能力；3聽力不好，難溝通；4有些已經長期臥床的老人家，完全不會說話。

此時，我們通常會需要家屬的幫忙，**從家屬的觀察來找出一些線索**，**另外，比較需要的是各式各項的檢查或查驗**，這也是為什麼常常看到如果主訴不明的老人家，不管是門診或急診，常常會抽比較多的血、排比較多檢查的原因。

如果患者還有不錯的表達能力，醫師會引導病人說明病情。

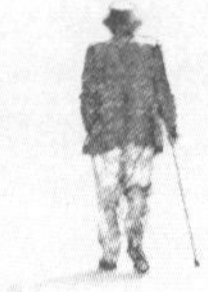

病情就像講故事一樣，不外乎是人、事、時、地、物。從這些描述中，醫師歸納出一個可能的方向，然後再進一步做檢查，是可以比較省時、省力的。**有時候也可以借助一些方法，例如，中風的患者，不能說話或重聽，那麼就可以試著用筆談等等，醫師還是可以從中得到一些訊息。**

13生病的老人家沒有生存意志？

生病的老人家到底會不會失去生存意志？這其實是一個複雜的問題。一般來說，有些特定的疾病，如中風、癌症、心肌梗塞、巴金森氏症等，老人家憂鬱的機會確實會提高，而高血壓等慢性病，就比較少聽到病人因為得到而心情變得非常不好的。

倒是如果老人家身上同時有多重疾病，加上生活功能不佳，他們確實常常會心情不好，有時候評估起來，就會達到憂鬱症的診斷標準。

當老人家說：「我每天身上這麼多病痛，還不如死死去好了。」這時候，醫師能做的通常有兩個方面，**第一個是針對慢性病，儘量把症狀解除**，例如骨關節炎，走路很痛，那就要勸老人家吃止痛藥、多活動，讓生活功能好一些。

另一方面，**如果已經達到憂鬱症的老人家，就可以考慮用藥物或心理治療**。我常跟老人家們說：「憂鬱是大腦中的神經內分泌出了一些問題，如果用藥物把內分泌調節一下，你們比較可以正向思考，這樣對心理健康、身體健康也都比較有好處。」

另外，如果老人家真的不想活了，這絕對不可太輕忽。

我的經驗是，這一類有著多重病痛的老人家，他們常常會說活著沒意義，這是一種感嘆，比較少會有實際的行動，但如果感受到老人家真的很執著，而且還有計畫，就要趕快送急診，或馬上轉精神科，以免發生遺憾。

14 對於太過堅強的老人家，如何發現他的異狀？

有些老人家不舒服會告訴家人，或去看醫師，但也有些老人家，什麼事都放在心上，不跟別人說。家人如果問有沒有不舒服，他們都會說沒事，非要撐到不行了，才會求救。

做子女或家人的，如果要發現堅強的老年人有沒有問題，其實要有滿敏銳的觀察力。舉例來說，如果是關節痛，老人家走路可能就會一跛一跛的；如果是發燒，

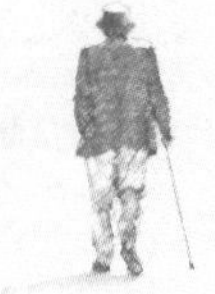

老人家可能會表現出全身無力，不太愛下床，食慾不好。

一般來說，如果發現家中的老人家這幾天急速變化，怪怪的，跟以前都不太一樣，就可能要勸他們去看醫生。

如果有些老人家很不願意看醫生，但家人又覺得他們不太對勁，那麼家人可以在家裡先幫老人家量體溫、血壓、心跳，並且問問老人家，有沒有哪裡痛或不舒服。

如果老人家發高燒、血壓很低、心跳快、呼吸快，或嚴重疼痛，這時候，家人就需要半強迫他們就醫了。甚至如果情況看起來很危急，那就不是去看門診，而是要看急診。

總之，**老人家的臨床變化有時候可以非常急速，所以家人要常常保持警覺**，如果覺得老人家有一些大改變，就要儘快就醫。

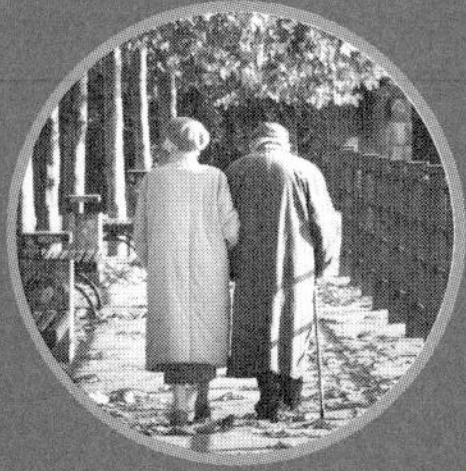

Part 1

照顧爸媽的10大迷思

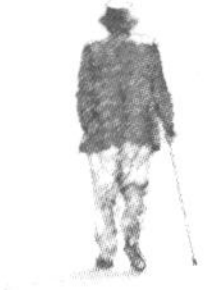

為爸媽烹調食物時，一定要「軟糊糊」？

食物還是要兼具色、香、味，老人家才會有食慾，也才會健康。

我建議長者或照顧家人的子女可以與醫院的營養師商量，如何兼顧美味與營養。例如肉不能吃，就可以換吃魚；整塊肉咬不動，就可以換成絞肉，並不是一定要煮到「軟糊糊」。

阿春嬸在上個月住院三天，當她回家休養時，鄰居看到她，都嚇了一跳。因為阿春嬸看起來很沒有精神，原本圓潤的她，也消風似的瘦了好幾公斤。

大夥兒問她：「怎麼了？是哪裡不舒服？」

阿春嬸嘆了氣說：「就是前一陣子感冒不舒服，我一直咳嗽。我兒子很緊張，就叫我住院檢查，結果住院時醫生怕我用假牙不方便，就拿掉假牙，後來假牙竟然就裝不上去了。我沒有辦法吃東西，就只好吃流質的。流質的難吃死了，就吃不下呀，一吃不下，就瘦了。」

鄰居們七嘴八舌地給建議，要她趕快去調整牙齒，才能正常吃東西。除了阿春嬸，鄰居鄒伯伯也說，他有一位老友就是因為常常嗆到，只好裝鼻胃管，但如此一來，就不能享受食物的美味了，很慘呀！還有一位鄰居說，她女兒為了營養均衡，但又怕她不好下嚥，就把食物都打成糊狀，她很感動女兒的孝心，但那真的很難吃呀。

一群老人家感慨，人老了，日子就一定要過得這麼辛苦嗎？

很多人為了怕老人家進食被嗆到，就改變烹調方式，除了盡量將食物煮得軟爛外，也會把食物送到果汁機、加水攪拌，打成泥狀，這樣雖然進食方便，但對長者來說真的很可憐。

我在門診時，就常常聽到老人家哀怨地對我說：「醫生，可不可以有別的方法呀？」

食物如果都沒有味道，就會影響食慾。食慾一不好，吃得少，就會造成老人家營養不良。

家人會提供老人家軟爛食物的原因：

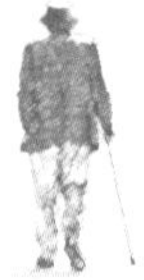

1. 牙齒問題。
2. 吞嚥功能不佳。
3. 容易嗆咳。

「裝不上去」的假牙

其實多數長者都裝有假牙，有的更全口假牙，如果假牙能維持正常運作，當然沒有問題，但如果有一段時間沒有戴假牙，牙齦的牙肉就會萎縮，原來的假牙就可能會裝不上去，或者裝上去後，因為齒齦浮腫，會牙疼，就難以繼續戴假牙。

一個人一旦沒有牙齒的咀嚼功能，當然就難以正常進食。有的老人家住院住了三星期，為了照顧方便或安全起見，醫護人員或家人會先將老人家的假牙拿下來，但即使只是短時間沒有使用，假牙都可能裝不上去。

還有的狀況是，病人因為住加護病房插管，或容易嗆咳，就拿下假牙，結果再裝上去，就可能不能正常咬合，老人家咀嚼起來會痛，就只好吃軟爛或流質食物。

我建議長者或照顧家人的子女可以與醫院的營養師商量，如何兼顧美味與營養。例如肉不能吃，就可以換吃魚；整塊肉咬不動，就可以換成絞肉，並不是一定要煮到「軟糊糊」。

雞湯除了喝湯，更要吃雞肉

中國人習慣熬雞湯，認為雞湯才是最精華、最營養，但對西醫來說，要補的是肉類所含的蛋白質，不是那碗雞湯。雞湯當然也有營養，不過那是微量的營養素。

要長肉，還是要吃肉類，所以雞肉不能完全不吃，而只是喝湯。因此如果老人家真的牙口不好，咬不動，我會建議老人家去調整牙齒。

當老人家可以正常進食，吃一般正常烹煮的食物，就能維持基本的營養與健康。牙齒不好，吃得不夠多、不夠好，老人家就會比較瘦。**老人家如果太瘦，確實會有一些健康問題**。

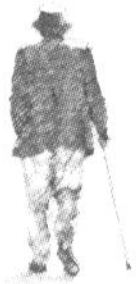

流質反而比固體更容易嗆到

至於擔心老人家被食物嗆到，其實，**老人家大部分不會被大塊的食物嗆到，會嗆到反而是小量的食物，而且流質比固體更容易嗆到**。

所以半流質的食物反而比較好吞嚥，至於被固體食物嗆到，是運氣很差才會遇到，或是本身就很容易嗆到。

當老人家吞嚥能力不太好的時候，首先要注意的是，一定要讓老人家將口中的食物充分咀嚼。若是咀嚼能力不足，又不小心在吞嚥時「下錯管」，萬一部分食物跑到氣管，就比較麻煩。

牙齒不好，會嚴重影響健康，因此口腔健康很重要。口腔要保健，就要有正確的刷牙方式，例如刷牙時不只是刷牙齒，還要刷牙肉，並且要定期洗牙，處理蛀牙等，千萬不要讓自己滿口爛牙，那不僅會讓自己很難過，也會影響健康。

藥物也會造成食慾不佳

另外，藥物也是造成食慾不佳的因素之一，例如有些藥物會讓嘴巴很乾燥，或者是化療、電療療程時，都會造成唾液分泌功能受損，導致沒有唾液，嘴巴是乾的，這時就要靠人工唾液輔助。

精神科開的安眠、鎮靜、抗精神藥，或感冒用的抗組織胺藥物，也會造成口乾。

有個病人因為口乾，病人本身以為是風濕免疫科的問題，但看了七、八個醫生，一直未能改善。後來才發現他總共服用了六種精神科的藥，藥包上每一種藥都寫著副作用是「口乾」，所以他的問題是吃了六種精神科的藥，每種都會口乾，那麼六種藥，就是口乾「乘以六」，難怪看風濕免疫科也看不好，後來看到他吃的藥，才找到原因。

如何解決口乾的問題？方法是**先設法刺激它生口水，例如可以含點酸的，或者涼涼的喉片**，有如望梅止渴。

◎詹醫師給子女的貼心叮嚀

當發現老人家的吞嚥能力不太好時，子女們或照顧者最需要注意的是，在老人家吃東西時，務必給予充分的時間，讓老人家將口中的食物充分咀嚼，千萬不要急、不要催，以免老人家被嗆到。

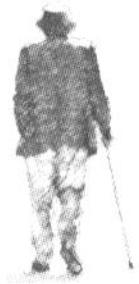

當吃的藥不能改變時，可以用行為去改變，例如要多喝水，要注意的是「喝一口水」，而不是喝一杯水，因為目的是要潤濕嘴巴。

不管哪一種原因造成進食受到影響，重要的是要查出原因。當然**老人家如果可以配合做一些訓練，例如加強吞嚥、咀嚼功能的訓練，**那麼之後進食正常，就不需要再食用軟爛的食物。

◎詹醫師給子女的貼心叮嚀

站在老年醫學的角度，如果老人家沒有牙齒，我建議務必考慮植牙或戴假牙，因為這對一位老人家來說，他才能感受到食物的色、香、味，才會有食慾，也才能完全吸收食物的營養，更才能讓老人家身體真正的健康。

以加強吞嚥訓練，取代插鼻胃管

如果醫生判定病人仍有嗆咳危險，那麼有時確實會建議採用鼻胃管，不過不如想像的有效。

老年醫學一般不是很建議插鼻胃管，反而是將重點放在加強吞嚥訓練，因為管子預防的效果真的沒有很好，尤其是住在養護機構的老人家，就算有了鼻胃管，常常每幾個月就會因肺炎住院一次。

病人都覺得看病就是要讓壞的情況變好，但殘酷的現實是，有的身體情況隨著年齡漸漸變差，即使治療，也只能延緩與控制，往往無法再回到從前。

醫生不是萬能，除了一些急性病可以完全治癒之外，並不是每個疾病都會好，還是要靠個人有好的生活習慣，並配合醫師建議的治療，才有機會讓健康可以保持久一點。

所以**不一定要因牙口不好，就吃軟爛的食物，反而要讓自己吃得更好些，營養更均衡些，才可以活得更健康！**

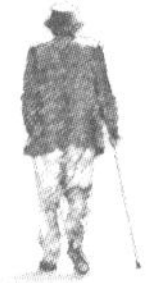

爸媽有多重慢性病時，一天吃十幾顆藥無法避免？

「高血壓藥吃了，就不能斷喔！」其實，這個觀念是不正確的。如果老人家能控制好飲食，加上運動，藥物並不是永遠一定要吃，甚至能減少用藥。

六十多歲的陳老闆生意做很大，他不但應酬多，為了紓解工作壓力，還常常大魚大肉，加上喝酒，讓他的體重一直居高不下。身高約一百六十五公分的他，體重九十多公斤，大家都勸他，為了健康，要減肥啊！但他總說：「不是我不減重，是飯局推不掉呀！」

經年累月，陳老闆不只體重減不下來，連血壓的數字也高，除外，還有膽固醇、糖尿病，是標準的三高。

陳老闆做完年度例行健康檢查，當他看到又是一大片紅字時，他愁眉苦臉地對醫生說：「怎麼這個也高，那個也高。我的藥從以前一天三、四顆，增加到現在一天要吃到八、九顆。我藥會不會吃太多了？這樣對腎好嗎？」

與陳老闆類似的是阿翔伯，他從六十多歲開始吃高血壓藥，現在已經七十多歲的他，一直以為只要吃了高血壓藥，就不能停。

有時他忘了吃，還會很緊張，更會覺得頭發昏。他還愛以自己的經驗告訴朋友：「高血壓藥吃了，就不能斷喔！」

其實，阿翔伯這個觀念也不完全對。不久前，阿翔伯又去看醫生，他忍不住抱怨：「我每天都要吃這麼多種藥，很煩人哩，因為我現在記憶力變很差，我好怕會忘記吃藥。藥到底可不以吃少一點啊？」

想少吃藥，就要改變生活型態

吃藥當然是為了治病，例如為了治療高血壓、降低膽固醇或糖尿病，但吃太多藥，也不是好事。

其實，為了三高吃藥，都是「吃數字」，也就是是吃藥讓這三項的檢測結果不要超標，因此不少人為了不要造成「數字」太高，只好吃很多的藥，有人甚至一天十多顆。

但是這些藥真的不能減嗎？大家應該要了解的一件事是，**很多慢性病絕對不是全部靠藥物，老年醫學強調的是，慢性病與生活型態有關**。**慢性病的治療要靠藥物、飲食控制及運動**，這就有如支撐身體健康的三個支柱，所以我會常常告訴病人，如果能夠做好其中兩項，也就是只要控制好飲食，加上運動，就可以減少用藥。

以陳老闆為例，在經過健檢的紅字刺激後，他下定決心減重。他去找了三餐都經過卡路里計算的減肥餐，加上每天兩小時的運動，他在一年內減了十多公斤。

體重一減輕，高血壓等數字也就降下來了，他從原本一天要吃十多顆藥物，減少到三、四顆，所以**減藥絕對是可行的，重點是需要飲食與運動的配合**。

服用藥物的第一個觀念，是藥物是用來治病的，但並不是所有的藥都一定要永遠地一直吃下去。如果病情控制得好，就可以停藥，或少吃幾種藥物。

高血壓與糖尿病藥，是「吃數字」

以阿翔伯的高血壓用藥為例，病人自己也會說：「不吃都沒事，一吃就不能停。」其實這也不完全正確。重點是在沒吃藥之前，一般人並未發現有高血壓問題，例如甲血壓可能高，但只是一直沒有去量，所以很可能甲的血壓永遠都在比較高的數值區，只是自己以為沒有問題。

其實**很多慢性病的不良後果都在「未來」發生，不是「現在」會有問題。高血壓與糖尿病要吃藥，就是如前面所說，是要「吃數字」，不是吃症狀**。

所謂「吃數字」，不是吃症狀，意思就是基本上有些病是沒有症狀的，例如有些人會說因為血壓太高，所以會頭暈、頭痛、脖子硬硬的，但這不見得是高血壓造成的症狀。有的人高血壓，一量就是一百六十，但可能本身一點感覺也沒有。

所以，高血壓多數是沒有症狀的，但為何要服用降血壓藥呢？這是指「吃未來」的意思。

吃藥是因為統計數字告訴我們，以高血壓一百二十的情況來比較，一百四十的未來死亡率是一百二十的兩倍、一百六十是四倍、一百八十是一百二十的八倍。

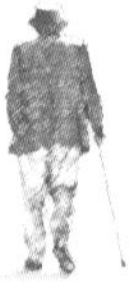

吃高血壓藥是預防身體一直處於高血壓的狀態，因為長期處在很高的血壓狀況下，可能會中風、心肌梗塞、腎臟可能受損，甚至不明原因死亡等等，所以吃藥是為了預防高血壓的併發症，膽固醇也是同樣的道理。如果老人家的生活型態是可以控制好的，血壓也在目標內，那麼藥物就不是永遠一定要吃。

三十多歲的工程師馬克，在健檢時，發現自己有高血壓，醫生當然就開藥，讓他降血壓。

可是馬克心裡忍不住想，我才三十歲就高血壓，就要開始吃藥控制，那未來的日子是要怎麼過呀？

為了不想一直吃藥，他聽從醫生的建議，開始改變自己的生活型態。馬克每天跑步六公里，也學習控制飲食，之後，他順利地減了十多公斤。醫生告訴他，現在幾乎所有的藥都可以不用吃了，只需要定期追蹤就可以了。

馬克下定決心，改變生活型態，所帶來的不僅可以不用服藥，更重要的是，可以更健康地活久一點。

治療不一定要靠藥物

治療一定要靠藥物嗎？其實不盡然，例如當病患尿失禁，第一線的治療是行為治療，例如做凱格爾運動，所以並不是所有的疾病，第一次就要用藥。其實，很多疾病的治療，並不是全部靠藥物，**我們應該要改變生病就一定要吃很多藥的觀念**。

當然有些疾病需要藥物控制，但不一定是用吃的，例如慢性肺病，就要用噴劑，以維持肺部功能。另外像腸胃疾病，例如老年人常遇到的便祕，就可以用軟便劑，可是如果沒有便祕，就不需要每天吃。只要蔬果多吃一點，多運動，便祕往往就可以改善。

而單純治療症狀的藥，只要症狀消失，就不需要一直吃。另外，關節炎的止痛藥，可能是天氣有變化時、痛的時候再吃，並不需要每天吃。

所以藥物分兩大類，一類是維

◎詹醫師給子女的貼心叮嚀

子女不是陪老人家看完病就沒事了，之後還要留意老人家有沒有按時服藥。另外，為了確認藥到底有沒有效，在老人家吃完降膽固醇的藥後，要幫忙看數字有沒有降下來，而吃了高血壓的藥，就要每天量血壓，看看血壓是否有降下來。

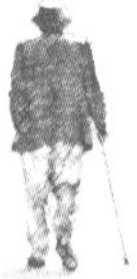

持自己良好的狀態（吃數字）；另一類是症狀治療藥，等症狀消失，就不需要吃了。

「太乖」及「太不乖」的老人家?!

正確吃藥也是一門學問。七十多歲的阿丁伯一向自詡身體勇健，每回看醫生都跟醫生說：「你開的藥，我都沒有吃完，因為回家吃一次就好啦。」但就是因為這樣，阿丁伯的病都無法控制得很好。

跟阿丁伯相反的愛嬌嬤則是非常乖，她一定把藥都吃光光，即使有些症狀已消除，不用再服藥，她還是會吃完。她說：「看病很貴，藥不吃完，很浪費。」

對醫生來說，太乖及太不乖的病人都不是最好的。以軟便劑為例，如果吃了一段時間後，不再便祕，那就可以自己停藥。因為有時吃太多，反而會拉肚子。不過藥物的調整，一定要先跟醫生商量，因為有的藥物是醫生要病人自己調，有的要看數字，由醫生來調。

吃藥如果有什麼不舒服，也可以提早告訴醫生。不過有的老人家怕不好掛號，所以寧可等三個月後複診，再跟醫生提，這是不太好的。**必要時，其實可以請醫師加號**。此外，老人家也盡量不要隨意停藥或減藥，因為會影響病情控制。

start low go slow

所有老年醫學的用藥原則，都是要用最少的藥，治最多的病，同時如果可以不用藥物治療，就盡量不要使用。如果需要用藥，也盡量不要開太多種。

不過，一旦開始用藥，會遵守start low go slow的原則，也就是開始時藥量要低，例如藥量是年輕人的一半，再慢慢地看情況加劑量。

要讓老人家明白的是，用藥是需要時間的，不可能吃了藥，馬上就好起來，身體需要花時間去調整、適應。

看門診時，醫生都會要求老人家把正在服用的藥物，統統帶到門診。因為會到老年科就診的病人，通常都會有許許多多的問題，而現在用健保卡就可以看到雲端藥歷，方便很多。

例如，老人家可能同時吃高血壓藥及降血脂的藥等，所以**醫生要先看老人**

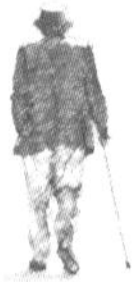

家現在都吃什麼藥，再決定如何簡化。而如果要改藥，也不能一次改太多，要慢慢改。

用藥時，盡量不要用一種藥治療另一種藥的副作用。例如，王伯伯吃了高血壓藥後會腳腫，醫生就開了另一種藥，讓腳消腫，其實這又多了一個藥。

不過，有些藥就是會有副作用，遇上這種狀況，我通常會先**勸告老人家，要用耐心學習著與疾病及藥物副作用和平共處**，但是，如果老人家非常不舒服，我就會順著老人家的意，換另外一種藥物。

因為大部分的疾病都有四、五類藥物可以用，不需要一定要用某一種。以上述王伯伯為例，他因為吃了藥，腳會腫，那麼就可以換一顆不會腫的血壓藥。

◎詹醫師給子女的貼心叮嚀

子女可以找適當機會，與老人家溝通，告訴老人家，自己非常能體會那種希望吃了藥，身體就會改善的迫切渴望，但用藥需要時間，不可能吃了藥，馬上就好起來，身體需要花時間去調整與適應，而且心情也是會影響用藥效果的啊。

最好由一位固定的醫生，看老人家大部分的病

老人家在吃什麼藥？藥到底有沒有效？是需要特別去注意的，例如吃完降膽固醇的藥後，要看數字有沒有降下來，而吃了高血壓的藥，就要每天量血壓，看看血壓是否有降下來，所以一定要知道吃藥的目標是什麼。

吃藥要知道目標，反過來說，如果有些藥難以知道效果，或難以測出效果，醫生就會持保留態度。例如，很多藥會提到「可以改善末梢神經」，但要如何測試末梢神經有沒有改善，所以這類型的藥物，醫生通常比較不建議開。

老年人看完病後，常常都可以拿出一大把藥，但從老年醫學觀點來看，有些藥物可以減少，也就是可以把比較不需要的先拿掉。

但如果有病，就還是需要用藥，因此也不是永遠減藥，不增藥。需要開，還是要開。

對老人家來說，最好由一位固定的醫生看他大部分的病。**我建議看一位醫生的理由是，這位醫生會了解用藥狀況，比較容易去調整，也不會開太多藥。**否則看一個醫生開三種藥，看了五個醫生，豈不是要開十五種藥？

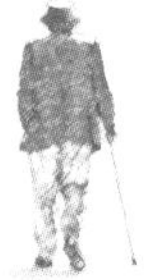

藥袋要留著

黃阿嬤每天三餐都各要吃上五、六種藥，偏偏她又常忘記，讓女兒也跟著神經緊張，深怕少吃了藥，會影響治療效果。

後來醫生請黃阿嬤將所有的藥帶到門診，結果醫生一看嚇一跳，因為黃阿嬤每回一領到藥，就把包裝都拆掉，再裝進藥盒內。有的藥還有名字，但有的根本看不出來是什麼藥，倒是黃阿嬤很熱心的告訴醫生：「黃色的是治心臟、紅色的是治腸胃……」

老人家的用藥如果希望能整合、減藥，那麼最好要把所有的藥，包含完整的藥袋都帶去，這樣醫生才能做正確的判斷與處理。

爸媽怕三高，什麼都不敢吃，我們應該要好好配合？

老人家如果太重視養生，反而容易造成營養不良、骨質疏鬆等等。但如果飲食確實需要有些限制，例如，如果在烹調時一定要少鹽，那麼是不是可以加一點其他的味道，來增加食物的美味？例如加一點點酸，或者加一點苦，這樣也比較可以促進食慾。

身材苗條的張太太是街坊鄰居公認最懂得保持身材的美魔女。六十五歲的她，兒女都已在上班，不用她傷神，至於退休的老公，則有自己一票老友的生活圈，讓她可以自由規劃自己的時間。

重視養生的張太太，早上跳土風舞，下午打太極拳，周末還跟著朋友爬山、健行。她勤於運動的理由，就是怕老了，身體不好，也怕膽固醇、高血壓、糖尿病。除了運動外，她更嚴格執行的是飲食控制，這個不吃，那個不吃，被朋友笑說她都快成仙了！

可是令張太太氣惱的是，即使如此小心翼翼，她的膽固醇還是偶爾會超標，害她擔心得一直睡不好，只好過來看門診。

看到她的狀況，我直搖搖頭，對她說：「你太養生啦，也太緊張了啦。」

老人家太重養生，反而會營養不良

身高大約一百六十公分的張太太，體重只有四十五公斤，以老年人來說，實在太瘦了。

我告訴張太太，老人家太重視養生的結果，反而可能造成營養不良、骨質疏鬆等等。至於膽固醇等等的數字，雖然要注意，但如果為了控制數字，卻可能引發其他問題，那就太划不來了。

與張太太完全相反的是經商的金董。快六十歲的金董，從三十多歲開始創業後，他的體重就直線上升，但他不以為意，因為他認為，「就是要胖胖的，才有大老闆的架式啊！」

金董挺著中廣的肚子，菸酒不忌、食物不忌。在健康檢查時，膽固醇、高血壓一向是紅字，也快要達到糖尿病的危險指標，但對於我要求他改變飲食習慣、戒菸、戒酒，金董卻很直接地回說：「不可能啦，我要交際應酬，不喝酒、不吃飯，是要怎麼談生意？」

不論是長者或年輕人，飲食的攝取就怕過與不及。吃太多，固然對身體不好，但怕東怕西，什麼都不敢吃，這也會讓健康亮起紅燈。**最恰當的方式是要均衡地從各種食物中攝取營養。**

若烹調時必須少鹽，不妨加些酸，增加美味

對現代人來說，因為普遍都外食，所以飲食控制是滿需要的，所謂**健康飲食的原則是三少、三多。三少是少鹽、少糖、少反式脂肪酸；三多是多蔬果、多魚、多粗食。**

這是健康飲食的基本原則，不過每個老人家都可以視自己的情況加以調整，例如，有的食物在烹調時，如果放太少的鹽巴，味道可能就會變得很淡，不好

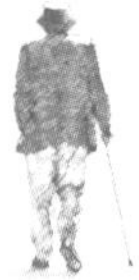

吃，這樣也可能會導致老人家食慾下降，長久下來，食量變小，最後體重減輕，這反而不是好事。

因為研究發現老人家有一點點胖是可以的，就怕飲食控制過頭，怕這、怕那，什麼都不吃，或者什麼都覺得不好吃，影響食慾，最後體重減輕、營養不良，反而是不健康的行為。

飲食確實需要有些限制，不過，如果在烹調時一定要少鹽，那麼是不是可以有些變動？如加一點其他的味道，來增加食物的美味？例如加一點點酸，或者加一點苦，這樣也比較可以促進食慾。

中、老年人重視營養、均衡與美味，自己就可以**在飲食上多做些變化，千萬不要讓食物的無味來影響食慾**。至於每天應該攝取多少熱量、營養等，坊間有許多計算公式，也有相關的衛教宣傳可以參考。

一般人需要攝取的熱量，是以一公斤三十卡來計算，例如六十公斤的成年人，每天就要攝取一千八百卡的熱量，另外，也可以使用衛福部國民健康署「攝取熱量計算機」，簡單算出自己一天所需的熱量（http://www.hpa.gov.tw/BHPNet/Web/Fat/Cal.aspx）。

當算出自己一天所需熱量時，再依以下（見六十一頁）表格，查出自己每日六大類飲食建議份數。

	1200大卡	1500大卡	1800大卡	2000大卡	2200大卡	2500大卡	2700大卡
全穀根莖類(碗)	1.5	2.5	3	3	3.5	4	4
全穀根莖類(未精製)(碗)	1	1	1	1	1.5	1.5	1.5
全穀根莖類(其他)(碗)	0.5	1.5	2	2	2	2.5	2.5
豆魚肉蛋類(份)	3	4	5	6	6	7	8
奶類或乳製品(杯)	1.5	1.5	1.5	1.5	1.5	1.5	2
蔬菜類(碟)	3	3	3	4	4	5	5
水果類(份)	2	2	2	3	3.5	4	4
油脂與堅果種子類(份)	4	4	5	6	6	7	8

附註：全穀根莖類（碗），即一般家用碗。豆魚肉蛋類（份），例如無糖豆漿一杯（二六〇毫升）。低脂乳品類（杯），例如低脂牛奶一杯（二四〇毫升）。蔬菜類（碟），例如生菜沙拉（不含醬料）一百公克。水果類（份），例如柳丁一百七十公克。油脂與堅果種子類（份），例如沙拉油一茶匙（五公克）。

（資料來源：衛福部國民健康署「每日飲食指南」）

如果不想抓得如此精準與太過計較，那麼抓個大概也就可以了，例如不要吃得太脹，最好是七、八分飽；各種食物都可以攝取，不要偏廢，那麼就可以相對比較健康。

有人天生無法代謝太多膽固醇

至於蛋白質的攝取，也不要太過限制。脂肪酸部分，也不用如此害怕，最近有報告發現，其實飽和脂肪酸並沒那麼不好，它對心血管疾病的風險與不飽和脂肪酸其實相差不遠。反倒是反式脂肪酸，要注意一下。

至於很多人所擔心的膽固醇，當然要注意，但這不是單純的只是飲食習慣或吃了多少高膽固醇的食

◎詹醫師給子女的貼心叮嚀

老人家對於自己的健康狀況，當然要努力維持，但如果發現老人家常常為了血壓或血糖的「數字」而擔心得吃不下、睡不著，那麼就需要子女耐心提醒，不過，如果子女發現自己的提醒效果不大，那麼必要時，也可以請醫師協助幫忙溝通。

物。有一些人其實與體質有關，亦即再怎麼樣小心翼翼地吃東西，膽固醇都降不下來。

這些人天生就是無法代謝這麼多膽固醇，或是有家族遺傳的人。例如有人雖然才二、三十歲，一般總膽固醇的標準是兩百，他卻已經高到三百，這光靠飲食控制，根本降不下來，這時就只能靠藥物。

如果想要不靠藥物，只是靠個人去努力地控制飲食，這反而會導致營養不良。

其實，膽固醇藥能有效地降低膽固醇百分之四十至五十，只是要持續吃藥，而膽固醇藥也並沒有想像中那麼不安全。

素食者，需補充動物維他命B_{12}

陳媽媽篤信佛教，加上養生因素，她從五十歲起就開始吃素。她一直以為吃素食可以降體重、降膽固醇，但奇怪的是，她吃了十年，她的膽固醇指數非但沒有降多少，體重更是沒有減輕。害她都怕被鄰居誤會她一定常常偷吃肉，否則為何吃素，還吃得胖乎乎的？

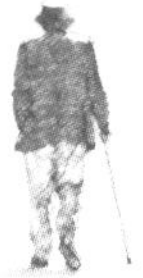

其實，吃素真的不見得會比較瘦，當然，膽固醇、血脂肪也不一定就會比較標準。問題出在食物的量，**不少人吃素，常會覺得吃不飽，所以不自覺會吃得比較多，或者為了增加飽足感，吃素者攝取的澱粉類會增加，就容易吃太多**。

要特別注意的是，如果在飲食上沒有攝取肉類，那麼蛋白質會相對不足，以素食者來說，就要靠豆類來補充，不過，在一天食物的選取比例上，還是建議偏向澱粉多，蛋白質少。如果是素食者，要盡量補充蛋奶素，這樣蛋白質比較不會缺乏。

有研究發現，素食者對於動物維他命B_{12}的攝取普遍不足，所以需要適時補充，但切記不要拚命狂吃，因為總量控管還是很重要的。要記住，只有消耗的比吃的多（in比out少），才會瘦。

◎詹醫師給子女的貼心叮嚀

子女或老人家需要明瞭的是，雖然藥物可以控制住疾病，但如果要把疾病風險往下拉，就必須加上飲食控制，這一點，就需要家人的密切協助與配合。

老人家若有糖尿病，可以採取地中海型飲食

若是老人家有糖尿病，那麼當體重太重時，當然要減重，但如果沒有太胖，並不需要減重，不過還是**要維持低糖、低澱粉的飲食習慣**。**建議可以採取地中海型飲食方式，就是堅果、全麥、魚、橄欖油等，比較適合老人家**。

當然以中國人的飲食習慣，不太可能完全或經常採用地中海型飲食烹調方式，但為了大家的健康，這其實也是可以參考、改變的。

至於膽固醇指數，並不是單一標準，而除了遺傳因素外，不同心血管危險因子程度的人也會有不同的風險。

六、七十歲的大部分長者，壞膽固醇指數應該都在一百三十左右，但若有高血壓，一百三十就要吃藥。

亦即醫生會評估個人的健康狀況，再看未來十年可能罹患心血管疾病的風險，再決定是否要服藥，但不管有沒有用藥，飲食控制都是必須的，只是不需要嚴格到日子過不下去。

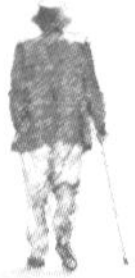

真正降低疾病風險的好方法

老人家對於自己的健康狀況，當然要努力維持，但也不需要太過於緊張，不要為了「數字」而睡不著。

當然也不要全靠藥物，**不能冀望藥物可以完全解決問題**。雖然藥物可以控制住疾病，但要把疾病風險往下拉，就必須加上飲食控制，這才是真正降低風險的好方法。

同時，老人家與醫生之間要有共識，也就是**許多慢性病的處理，必須飲食、藥物與運動，三者一起配合**，這樣不但能控制好慢性病，更可以延緩症狀或其他慢性病的發生。

如果老人家疏忽或完全不理會，藥物只會愈用愈多，愈用愈重，這是大家都最不樂見的情況，而這就需要家屬的留意與提醒了。

跟年老的爸媽說話，就是要大聲點？

老年人聽力變差，是高頻聽不見，所以高聲講話，反而效果不好。不如改為低音，在老人家的耳邊慢慢地說，或者在老人家聽力較好的耳朵旁邊，用手圈住嘴，然後低聲講話。

八十歲的陳老伯由四十五歲的女兒珍珍陪同到醫院就醫。陳老伯看起來精神不太好，女兒則看得出來略帶怒氣。

在候診時，打扮得光鮮亮麗的珍珍，問老爸要不要去廁所。陳老伯似乎沒聽見，一臉茫然，沒有什麼反應。

珍珍不耐地放大音量，再說了一次。

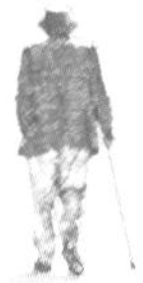

陳老伯似乎懂了，但不放心地回問：「你說什麼？」

珍珍只好不耐煩地再說一次，並一邊抱怨：「叫你裝助聽器，你就是不裝，跟你講話，又聽不見！」

跟老人家說話，不是要「大聲」，要「低音」

老人家聽力不好的情況很普遍，我們常常看到家屬用高分貝的聲音跟長者溝通，但往往要講很多次，卻還不見得能夠達到溝通的目的，結果雙方都有情緒、有脾氣。

難道老人家聽力不佳，家人之間就要一直「大小聲」嗎？其實這都是溝通出了問題，因為多數人以為大聲就有用。事實上，**老年人聽力變差，是高頻聽不見，所以高聲講話，反而效果不好，不如改為低音，在老人家的耳邊慢慢地說，或者在老人家聽力較好的耳朵旁邊，用手圈住嘴，然後低聲講話**。

我的外婆過世前已高齡一百零四歲，她從七十歲左右，就開始聽力不好，後來更是變成一定要在她身邊，靠近左耳說話，才能讓外婆了解兒孫輩要跟她說些什麼。

我的外婆也有裝助聽器，但她用不習慣，她說她寧願享受「耳根清靜」，也不想裝助聽器。

重聽，容易讓老人家與家人溝通不良

聽力障礙是銀髮族常見的慢性病。多數的聽障都是良性的，不會影響平均壽命，可是老人家重聽的情況，其實不容忽視，因為有研究顯示，聽力障礙會讓老人家與家人間溝通不良，甚至產生誤解，也會讓長者不愛與人相處，或者每每會感到生氣等，所以**重聽看似問題並不嚴重，但卻可能引發許多身心與家庭間的問題**。

依據統計，在六十五歲到七十五歲的銀髮族中，約有百分之十有聽力障礙，而**七十五歲以上的長者，更約有四分之一有聽力障礙**。聽障的比率會隨著年紀增長而增加，但是目前並沒有足夠的證據，來支持或反對老化的過程，會導致聽力障礙。

聽力障礙分為傳導性失聰（Conductive Hearing Loss）及感覺神經性失聰（Sensorineural Hearing Loss），前者指的是外耳或中耳的問題，後者是指內耳或

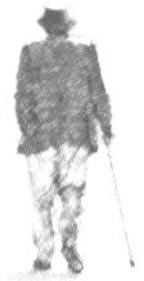

中樞神經的病變所造成的聽力障礙。

在找得到原因的失聰中，長期性的噪音是最常見的病因，其他如傷害聽神經的藥物，或環境毒素、腫瘤、梅尼爾氏症，以及某些中樞神經與自體免疫疾病，也會造成失聰。

但在所有聽力障礙中，最常見的還是老年性失聰（Presbycusis），也就是俗稱的重聽或「耳背」。**聽力的喪失通常是漸進的，而且是兩耳對稱的。**治療的方法通常是使用助聽器。

不過，如果發現長者會有聽不到的情況，還是要經過聽力檢測，進行簡單的篩檢，若發現問題較嚴重，可以再做進一步的專科檢查。**通常需要正式的聽力測驗與耳鼻喉科醫師的判讀，才能下正確的診斷。**

如何發現老人家重聽？

如何發現老人家的聽力變差呢？**很多老人家不認為自己的聽力有問題，反而是家人覺得怎麼電視要開這麼大聲，講電話時也要一再放大音量，喂了半天還是講不清楚，或者電鈴聽不見等，才會帶老人家去做檢測。**

也有老人家覺得自己的聽力變差，可是很怕配戴助聽器，一方面是覺得麻煩，另一方面是覺得戴助聽器不好看，或怕被朋友知道要戴助聽器，會沒有面子，所以不想承認自己的聽力變差，甚至根本不理會。

福伯原本愛到處串門子、趴趴走。今年七十五歲的他，還被鄰居們譽為「里長伯」，但最近半年，福伯卻不再出現了。

鄰居們一打聽，才知道他因為懷疑兒子們要把他趕出門，氣得要守著老家，所以都沒出門。

兒子們一知道這情形，大喊冤枉。後來兒子們想想，覺得爸爸確實不太對勁，就帶著老父親去做健康檢查。一檢查，才知道原來福伯的聽力變差了。福伯也抱怨，他明明就「看」到兒子們在說他的壞話。

原來是一場誤會。福伯聽了醫生的建議，在裝了助聽器之後，他又開始在社區和大夥兒聊天、抬槓了。

重聽，卻被誤以為患憂鬱症或失智症

在門診裡，像福伯這樣的案例不少。老人家如果重聽，看到家人一直在講話，他又聽不清楚，難免就會懷疑是否他們都在說他的壞話。等時間一久，就會變得疑神疑鬼，誤會往往也會因此產生。

另外，需要特別留意的是，有些老人家會因為聽不到，而無法正確回答家屬或醫師的問題，或乾脆隨便亂答，如果不了解緣由，老人家就會被當作是患有憂鬱症或失智症。

台灣的專科醫師分工很細，一般來說，家屬或病人想要測聽力，就會直接到耳鼻喉科就診。

但**在老年醫學科，當我們看見老人家有憂鬱或疑似失智的情形時，我們第一步會先做的，就是先確定老人家並不是因為聽力不佳所造成的誤解**。

老年人聽力不佳時，仍然要做必要的檢查。第一項檢查是聽力測驗，檢查的結果可以對聽力障礙做基本的分類，也能夠引導專科醫師做進一步的檢驗。**一般來說，老年性失聽的治療，通常就是要戴助聽器**。

助聽器的選擇，不同的形式，價差也很大，需要經過與專科醫師與聽力學家的指導、研究，還要試戴與調整，才能幫老人家找到最適合的產品。

不過，老人家能否適應，要看個人的情況。不少長者都有助聽器，但他們卻不愛戴，因為他們不喜歡音量忽大忽小，也覺得不舒服。

不論如何，我們需要了解的是，一旦聽力變差後，就不會變好，所以家人要學習如何與有聽力障礙的老人家溝通。

不用跟老人家「大小聲」的八大技巧

其實，只要掌握下列的技巧，就不需要跟老人家「大小聲」。

1. 說話前，要先引起老人家的注意，例如，先輕拍他，或者在他面前比比手勢。
2. 盡量在安靜、無噪音的環境，與老人家對談。
3. 確定老人家可以看到說話者的嘴唇，因為看得到唇型，有助於表達意思。
4. 說話音調要低沉，放慢速度，一個字一個字地講清楚，而不是大聲吼叫。

◎詹醫師給子女的貼心叮嚀

子女或照顧者需要了解的是，一旦老人家的聽力變差後，就不可能再變好，所以在心態上及相處上，就要開始學習如何與有聽力障礙的老人家溝通，以免因溝通不良產生誤會，而傷了彼此感情。

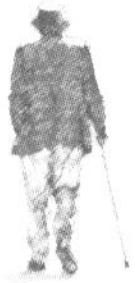

5. 盡量對聽力較好的那隻耳朵講話。

6. 如果老人家聽不懂，換個同義詞，而不是一直重複同樣的句子。

7. 有時候用手勢，或寫下重要的詞句，讓老人家可以看得懂。

8. 同時要請老人家將聽到的話重複一遍，以確定老人家真的聽到，也聽懂了。

以第8.點來說，因為有時家人會誤以為跟老人家講的事，他都忘記了，老人家是患了失智症，但也可能是老人家根本沒有聽懂你要他做的事，或他沒有聽進去。老人家為了嫌麻煩就乾脆點頭，卻是沒有聽見，所以沒有做，但這其實不是失智啊！

聽力退化既然是常見的狀況，那麼最好的處理方式就是好好面對。如果銀髮族及家屬都能正確地看待，那麼，只要改變一些溝通方式，就可以讓重聽的老人家得到很好的照顧，同時也可以避免家人的情緒受到影響。

爸媽忘東忘西，是得了失智症？

在路上遇到朋友，明明覺得對方很熟悉，但卻突然想不起名字，這種「忘性」，通常不是失智症。

失智症會影響生活。例如，約好的聚會忘了去；要去看醫生，卻沒有去；原本很熟悉的動作，卻沒有辦法做；無法分辨，何時該做什麼事等等。

六十歲剛從工作崗位退休的張經理，最近為了記憶力欠佳而苦惱不已。他很擔心自己得了失智症，但又不敢跟家人說，可是又怕情況會愈來愈嚴重。

他向好友訴苦：「我辦退休就是想趁著還有體力的時候，到處去遊山玩水，可是如果什麼都記不住，怎麼玩呀？」

好友正好對失智症有點小心得，他立即請張經理做了簡單的測驗，發現張經理其實並不是失智症，他只是年紀大了，某些認知功能變差，而這是很正常的老化現象。他要張經理放心，不要太緊張。

簡單判斷是否罹患失智症的方法

在醫院門診中，我常常遇到類似張經理的例子，尤其是高知識分子、企業大老闆等，他們擔心的程度比一般民眾還高。

其實認知功能確實會隨著年齡老化，就好像電腦記憶體裡放了很多資料，時間一久，電腦運作自然就會比較慢，不過雖然運作的速度變慢，但其實資料都還在。

通常遇到這樣的門診個案，只要先了解病人是怎麼來的，就可以初步判定對方有沒有失智。例如，若是自己搭捷運、坐公車、騎車、開車，那麼應該都不是失智症，因為可以自行利用交通工具，就表示認得路。

接著還可以問老人家：「你現在在哪裡？今天是民國幾年幾月幾日等？」這些若都可以答對，就是沒問題的。不過，若是由家人陪同看門診，問他為何來這裡，他若都答不上來，就可能需要再進一步檢測了。

五十歲的阿嬌姐懊惱地跟同事說：「我剛剛在路上遇到我大學同學，前幾天，我們才在同學會相認過，但我現在再看到她，我只知道這人我認識，卻忘了她的名字，一直等到寒暄分手後，我才想起她的名字。我的記性怎麼變這麼差？我是不是失智了呀？」

失智症其實比阿嬌姐這種忽然記不起名字要嚴重許多。阿嬌姐的情況，就是上述所提到，電腦擷取資訊的速度慢了一些，是正常老化的一部分。基本上，這對日常生活並不會造成太大困擾。

這種明明看著很面熟，當下卻想不起來對方叫什麼名字，但等到一會兒後就想起來了，這其實不是失智症。只是這個「一會兒」無法量化，只能說如果不要太久時間想起來，都不能歸類為失智症。

失智症患者的症狀

失智症則不同，失智症會影響生活。例如，約好的聚會忘了去；要去看醫生的沒有去；原本很熟悉的動作，都沒有辦法做等等。情況更嚴重時，患者會不記

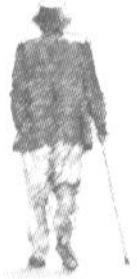

得原本的工作，或對於生活的認知產生問題，例如想拿筷子，失智症患者會說：「那個吃飯的東西……」另外，還有不知道自己身處在何處，或不知道今天是幾年幾月幾日等。

失智症患者也會有判斷力的問題，例如沒有辦法分辨，何時該做什麼事。以想上廁所為例，患者可能會以為自己就在廁所就尿了。

除此之外，患者還會發生東西放在哪裡，也會忘記的情況。有的患者就因此誤會有人偷拿他的東西，個性因此變得暴躁易怒，不再信任別人，還有的患者，會因此不敢出門，因為害怕走丟，回不了家。

診斷失智症前，要先了解的事

另外，不少老人家睡不好，所以會在睡前吃安眠藥，但因為年紀大了，代謝比較慢，所以往往到了早上，安眠藥的影響力還在，而前一晚睡覺前做的事，或醒來後做的事，就可能因藥效還在的關係會記不起來，結果就誤以為自己失智，所以對於老人家來說，有沒有服用安眠藥也要列入判斷考慮。

除此之外，患有憂鬱症的人會有不屑記東西、不想回答問題的行為，表現出來的行為是「懶得理你」，所以他是真的沒有去想、去記憶，而不是忘記。

至於譫妄症是急性的意識混亂，當然也就想不起來人在何處，今夕是何夕了。

因此**醫師在診斷失智症前要先了解，老人家是否有用安眠藥、有無憂鬱症或有無譫妄症，以免影響正確的診斷。**

失智症會遺傳嗎？

阿榮的父親在八十多歲時開始出現失智的症狀。一開始是他答應人家的飯局忘了赴約，接著是不記得周遭的事物。家人帶他就診，醫生的診斷，認為他並不是典型的阿茲海默症，應該是腦血管病變，不過，也只能先試著吃藥，以減緩失智。

但是，阿榮說，吃藥後，父親的情形並沒有變得比較好，後來老人家甚至連兒女都不認得。

因為父親的狀況，阿榮開始擔心失智症會遺傳，因為他曾經聽說有一位五十多歲的總經理，也是在「突然」之間，什麼都不記得了。阿榮很害怕自己有一天

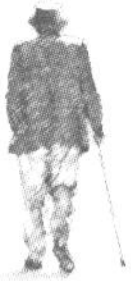

也會這樣遺忘所有的事情。

大家害怕失智的心情，身為醫生的我，完全可以理解，但一般來說，如果是**遺傳性很高的失智症，通常比較早發，可能五、六十歲就會發生認知問題，而不是常見的七、八十歲才發生。**

失智症的評估

不論是哪一種失智症，都可以透過門診評估，從簡單的測驗做起，例如Mini-Cog，這份測驗會先告訴患者三樣事物，例如腳踏車、紅色、快樂。

接著會請患者畫出時鐘，例如當畫十時二十分時，那麼長、短針所在的位置就要分別在左右兩邊。等畫完時鐘，再問患者，之前的三

◎詹醫師給子女的貼心叮嚀

大家只要一談起失智症，就都非常害怕，但我們人年紀大了，某些認知功能本來就會變差，這是很正常的老化現象，所以不需要老人家一忘記事情，就驚慌失措的以為老人家患了失智症。

樣事物，還記得幾種。

如果時鐘畫對，算一分，接著每答對一個事物，算一分，這份測驗總分為四分，如果總分小於或等於兩分，就要再進行下一步測驗。

一般來說，會再用一份Mini Mental Status Exam（MMSE）的三十分表格來測驗。以學歷來分，患者若是大學以上程度，要達到二十四分，若是小學，就要十六分，如果未能達到標準，那麼失智症的機會很大。

除了評估表之外，失智症的評估，通常還包含抽血及腦部影像，如電腦斷層或核磁共振，來分辨是何種因素造成。另外，也需要神經科或精神科醫生，幫忙診斷與治療。

造成可逆性失智的原因有甲狀腺機能亢進、B_{12}不夠、神經性梅毒等。神經性梅毒現在已很少見，但仍可能是原因之一。

另外，除了阿茲海默症，中風引起的血管性失智症也很常見，其他，如路易小體失智症、水腦等，都需要再仔細分辨，比較能對症治療。

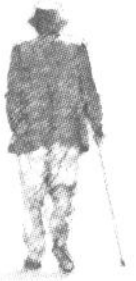

失智症的十大警訊

失智症的警訊如下：

1.記憶減退，影響到生活和工作。
2.無法勝任原本熟悉的事務。
3.言語表達出現問題。
4.喪失對時間、地點的概念。
5.判斷力變差、警覺性降低。
6.抽象思考出現困難。
7.東西擺放錯亂。
8.行為與情緒出現改變。
9.個性改變。
10.活動及開創力喪失。

一般人所知道的阿茲海默症，其實只是失智症最常見的一種，其他就如上述，還有血管性的失智等。

如果有偶爾忘東忘西的情形，其實不需要太緊張，但若懷疑有認知功能方面的問題，還是必須找專業醫師評估，確立診斷，分辨病因，接受治療。

雖然失智症無法痊癒，但可以延緩它的惡化情況，不需要太過悲觀，但也不要輕忽。

爸媽走路愈來愈緩慢，我們無需擔心？

老人家走路愈來愈慢，千萬不要以為就是老了呀！愈走愈慢，絕對不是正常的。

一旦一個人的行動開始變慢，無論是因為心情不好、腳痛、懶惰，或得到帕金森氏症等，未來的死亡率都會比正常行走、活動自如的人增加不少。

戴奶奶待人和氣，每星期總有兩三天會到附近的運動中心走一兩圈。她一邊走，一邊還會跟鄰居們熱情打招呼。

七十歲的戴奶奶，丈夫過世得早，她靠著裁縫，把一兒一女拉拔長大，現在與兒子、媳婦及兩個讀國中的孫子同住。本來正是含飴弄孫的享福時候，但可能是因為年輕時吃太多苦，又太省吃儉用，所以戴奶奶一直很瘦弱，不過儘管瘦弱，戴奶奶的體力還算不錯。

但最近戴奶奶的子女發現老媽媽不太對勁，她不但出去走走的次數變少了，走起路來，也好像走不太動，步履慢了很多。有時候過馬路才走一半，綠燈就變紅燈了。

他們擔心老媽媽是不是身體出了問題，頻頻勸媽媽去就醫。

戴奶奶卻不斷地說：「我沒事沒事，我只是腳沒有力氣！」

老人家走路的快慢，有時比疾病的影響還大

老人家走路愈來愈慢，千萬不要以為就是老了呀！愈走愈慢，絕對不是正常的。

我在門診時，常看見一些原本很相熟的病患，一陣子沒看到後，等他們再度上門時，竟然是坐著輪椅，由兒女或外勞推進來。

老人家從以往可以自己直接走進診間，到後來需要坐輪椅，為什麼？有的是因為中風，或跌倒導致髖部骨折，又或像上述的戴奶奶，因為覺得「腳沒有力

氣，撐不久」，而他們的家人覺得老人家從醫院門口走到診間要花很長時間，乾脆就讓老人家坐輪椅。

像戴奶奶這種沒有疾病、症狀，卻說腳沒有力量的，就符合虛弱或肌少的症狀。

一部分的原因可能是來自老化，另外一部分原因，可能與疾病、生活習慣有關。例如前一陣子住過院，在醫院病床上躺太久，或是因為關節炎，例如，本來很愛運動的，結果卻無法運動，而愈不動就愈不能動，走路更沒有什麼力氣。

很多研究報告顯示，如果測量老人家走路的速度，速度慢的與速度快的，死亡率其實差很多。在老人家預測死亡的指標中，行走速度的快慢，有時候比疾病的重要性影響更大。

我們常常聽到「活著就要動」，其實，這非常重要，因為**一旦一個人的行動開始變慢**，無論是因為心情不好、腳痛、懶惰，或得到帕金森氏症等，**未來的死亡率都會比正常行走、活動自如的人增加不少**。

行動力快慢要如何測量呢?常見的行動力測驗方式有兩種：

1. 五公尺行走：不過為了求五公尺平穩的速度，其實是要走到九公尺，再算中間的五公尺。結果若是速度小於每公尺一秒（研究建議小於每公尺零點八秒），可能就應該進一步檢查、探討，為什麼速度會這麼慢。一個人一步約一公尺，走五公尺，按照道理，不會超過五秒。

2. 計時起立行走測驗：通常醫院的診間不太大，很難有九公尺，所以醫生常會要老人家做這個俗稱「站起來走一走」的檢查，就是從由坐姿站起來走三公尺，轉身，走回來，坐下。

要注意的是站起來時，不能扶東西，就是不要靠支撐，就能站起來走一走。正常人要小於十秒，由站起來開始算到走回來，若花約十到二十秒，不容易判斷，不過如果大於二十秒，一定是有問題。如果有些人連站都站不起來，那麼就可以直接判定有問題。

老人家毛巾扭不乾，可能是肌少症

臨床上來看，要特別注意幾個系統，首先是肌肉系統，尤其是下肢。

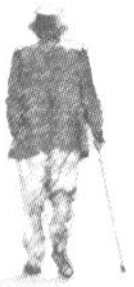

除了行動快慢，肌肉的力量也很重要。目前較常用來測肌力的方法是手握力，但需要買一台握力器，價格不是很貴。

我們在臨床上會問問老人家，如果毛巾扭不乾，或醬瓜玻璃瓶蓋打不開，可能就有肌肉力量不足的風險。

要診斷肌少症，還有一個很重要的部分，就是測量肌肉質量，標準的做法是用測骨密度的機器雙能量X光吸收儀（DXA）來做身體組成分析。把肌肉的量跟年輕人的肌肉量，或是一群老年人中肌肉量最低的部分族群比一比，低到某種程度就稱為低肌肉質量。

但是DXA在醫院才能做，而且要排時間，也要自費。另外，一種利用電阻的身體組成分析儀，便宜的可能大約一萬左右，方便攜帶，也可以放診間。雖然沒有DXA那麼準，但是在臨床及社區研究上還可行。

◎詹醫師給子女的貼心叮嚀

從日常生活的觀察，子女或照顧者就可以知道老人家的肌力狀況，例如如果家裡的老人家毛巾扭不乾，或醬瓜的玻璃瓶蓋打不開，那麼就可能要擔心他們是否有肌少症，應儘早帶他們到醫院做檢查。

肌少症的治療方式，補充蛋白質與運動

如果懷疑肌少症，通常還是要去找除了老化以外，其他可以治療的原因。例如，長期關節炎走不動而肌少的人，可能吃止痛藥，做復健就比較會走了。但如果醫師檢查完，發現肌少症還是與老化比較相關，那麼，最重要的治療方式是補充營養與運動。

營養指的是補充蛋白質。過去可能覺得不需要吃這麼多的蛋白質，但**在新的研究裡，老年人蛋白質的需求比以前推估的高。**

以前的營養指引是每公斤體重需要零點八公克蛋白質，但現在建議至少一至一點二公克的蛋白質，甚至有研究提到一點五公克。

不過，需要留意的是，如果老人家的腎不好，可能要依醫師的建議，減少一些蛋白質的吸收。

但不是六十公斤就吃六十克的肉，因為肉類含有的蛋白質只有一部分，還有油脂等。魚類的蛋白質，比例可能相對高些，這些都必須留意。

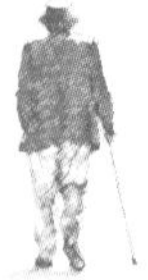

重量訓練，能改善肌少症

另外則是運動，**運動的目的是要長肉，而最好的方法是阻抗運動，也就是重量訓練**，例如，若有上健身房的習慣，那麼就是在教練的指示下，嘗試操作各種機器，從上半肢到下肢，要均衡訓練到每一個肌群，但千萬不能太勉強自己，因為肌肉很容易受傷。

運動之前，也要記得先暖身、走走路，等身體熱起來後，再做延展、拉筋等，才不會受傷。千萬不能操之過急，要循序漸進，去慢慢感受肌肉變結實。每一個回合，做八至十下，休息後再換邊。每次做一個範圍的肌群，每個肌群做完，要休息兩天。

重量訓練不能每天做，也就是可以分別訓練不同的肌群，但同一肌群的訓練，至少要休息一天。

在家就可以做的重量訓練，如寶特瓶當啞鈴，或彈力帶

如果不方便去健身房，老人家也可以在家做健康操，但我還是要強調阻抗

運動的重要。從暖身、拉筋、阻抗到平衡緩和，大約做四十至五十分鐘。

阻抗部分可以用寶特瓶當啞鈴，或彈力帶，這些都方便取得，也都是在家就可以練習。

很多人習慣走路，但走路、快走是訓練心肺功能，其實對肌肉的增加效果很有限。長者若是容易跌倒，也可以做太極拳，這是訓練平衡。不同的運動，有不同目的，就看個人的需求。

老人家如果能持之以恆的運動，大概三個月左右，就可以看出成效，而且肌力、平衡感都會改善。

最近研究發現，如果健康操帶得好，肌力、體能表現的改善，與到健身房做重量訓練的效果是相當的。

但要特別注意的是，如果不繼續運動下去，就會又回到原來不理想的狀態，所以一定要持之以恆。

◎詹醫師給子女的貼心叮嚀

很多老人家都認為最好的運動是走路，因為很方便，又比較不傷膝蓋等等，但走路、快走其實是訓練我們的心肺功能，對肌肉的增加效果很有限。

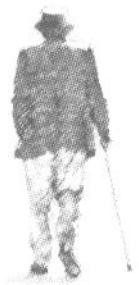

老人家可以勉勵自己，告訴自己：「每天做總是有效的，只要活動愈多，就能活得更健康。」

爸媽不想動，是得了憂鬱症？

特別值得注意的是，老年人的憂鬱症與年輕人不同。

老人家多半不會說想自殺，也不見得會說自己心情不好，反而是以很多身體上的不舒服，如無力、頭昏、提不起勁、胸悶、胃痛等來呈現。

八十多歲的阿聲伯每次到醫院看門診，都打扮得整整齊齊。他說話慢條斯理、不疾不徐，看得出來是很有教養的讀書人。他與同樣服務公職的老伴在六十五歲退休後，兩人就自己居住，已經成家的兒女都沒有與他們住在同一縣市。因為他們認為，自己可以照顧自己，不用麻煩兒女。

其實原本一切都還不錯，直到阿聲伯的太太前幾年中風，一直臥床，但因兒

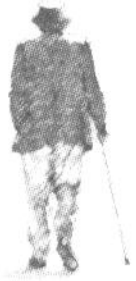

女要工作，也各自有家庭，無法照顧父母，所以阿聲伯的子女，就幫忙請了外籍看護。

看著結婚五十年的老妻飽受病痛折磨，阿聲伯的心情也大受影響，可是礙於面子，加上長久以來的嚴父形象，他在子女面前，什麼都沒說，但其實內心非常焦慮、擔憂。他愈來愈覺得，自己對很多事都提不起勁。

以往，阿聲伯每天都會到公園走走，活動筋骨，最近也不太想去。

他到門診時問我：「醫生，我是不是哪裡病啦？為什麼我哪裡都不想去啊？」

沒想到我才問他：「你是不是有什麼心事？」阿聲伯竟然就開始掉眼淚。

看到平時很克制自己情感的老人家突然落淚，我也忍不住鼻酸。

我讓阿聲伯做了老人憂鬱量表，之後安排相關檢查，最後確認阿聲伯有憂鬱症，需要接受治療。

七十五歲的春嬤，由女兒陪同看病，她每三個月的慢性病門診很固定，但最近一次就醫時，卻顯得很沒有精神。我問她：「最近好不好？」

春嬤有氣無力地說：「都嘛差不多啦！」

不過在一旁的女兒卻補充：「我媽媽最近心情不好，連她平時愛去公園跳土風舞，也都不想去了……」

春嬤連忙對我們說：「我哪有心情不好，我就是覺得很累啦！」因為找不出春嬤心情不好的原因，我私底下又問了春嬤的女兒。原來是公園裡一起跳土風舞的伴，最近有兩人相繼過世，讓春嬤有點嚇到，加上春嬤與媳婦有點摩擦，讓原本爽朗的她情緒低落。

春嬤的女兒很擔心的問我：「我媽媽是不是得到憂鬱症？」

評估憂鬱症，必須先排除安眠藥、貧血、高血壓藥等因素

老人家心情不好，活動力降低，會不會是得了憂鬱症？其實**不能只以活動力來判定是否有憂鬱症，必須先經過臨床評估**。

不過，首先要排除幾個因素。例如，如果吃了很多的藥，像若有服用安眠藥的習慣，前一晚服用安眠藥，可能就會在隔天上午起床時，因為藥效仍在，會很沒力，不想動。

還有老人家吃降血糖的藥，結果也可能讓血糖太低，不想動。

除此之外，不少老人會有貧血症狀，而貧血也會讓人感覺無力。

高血壓的藥也是如此，有的高血壓藥物作用是要讓心跳變慢，既然心跳變

慢，當然也就影響老人家的活動力了。

如果除了無力外，老人家對自己的情況不願意承認，或者也不願意多說，尤其是對男性或觀念比較守舊的老人家，因為他們會覺得說出來很沒有面子，或者覺得有憂鬱症是不好的病，那麼就要特別留意。

光問老人家「好不好」，是遠遠不夠的

所以如果只是問他們好不好，他們的答案多半會是「還好啦」、「差不多啦」，其實這樣是遠遠不夠的，必須再進一步釐清。

就像我在看診時，只要一發現不對勁，我就會直接問老人家：「你最近心情不好喔？怎麼了？發生什麼事了嗎？」或主動詢問一起陪同來的家人，有時家人對於我提出的症狀會不斷點頭，那麼此時就要懷疑老人家是不是可能患了憂鬱症。

但為了精確判定，在做老人憂鬱量表時，還是會先溝通，例如要求老人家在回答醫生的問題時，只能回答是或否，不能回答模稜兩可的答案。

依照「老年人精神抑鬱量表」，我會先問五個問題，包括：

1.基本上，您對生活滿意嗎？

2.是否常常感到厭煩？

3.是否常感到無論做什麼事，都沒有用？

4.是不是比較喜歡待在家裡，比較不喜歡外出，以及不喜歡做新的事？

5.是否覺得現在生活得很沒有價值？

這五個問題中，如果得分是大於或等於兩分，那麼就要再繼續做下去，再問：

6.**是否活動或嗜好減少？**

7.是否覺得生活空虛？

8.是否大部分時候都感到不快樂？

9.是否覺得大部分的人都比您幸福？等十個問題。

當全部十五項量表的題目做完，得分在三至五分是屬正常，七至十分，屬有輕微憂鬱，十二至十四分，就是屬於嚴重憂鬱。

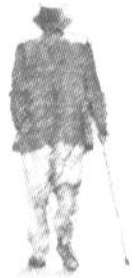

開藥前，先體貼老人家的心

懷疑老人家是憂鬱症時，除了做量表，進一步診療外，基本的身體檢查及簡單的抽血仍是必要的，因為要排除其他生理疾病的影響。

在治療上，則是要吃抗憂鬱的藥，加上心理諮商等。因為，憂鬱症、心情不好是大腦分泌的問題，是調節神經傳導物質出現變化，吃藥可以讓調節變好一些，病人的情緒也可以維持在較穩定的狀態，比較不會有太大的起伏。

但即使判定是憂鬱症，老人家多半還是不願意承認自己有憂鬱症，他們也排斥吃藥。

有些老人家更敏感、多疑，懷疑是否有其他問題，他們會問我：「為什麼我要吃抗憂鬱的藥？我又沒有病！」

有時，甚至一看到藥單寫「抗憂鬱症」，老人家乾脆就不吃，這時我會先為老人家做好心理建設。

例如在看診時，我就先告訴老人家：「你先不要看藥單喔，因為我要先開一種藥，讓你吃了心情會變好。」

數據顯示，如果老人家願意穩定吃藥，成效能達到六、七成，若再加上心理諮商，可以控制到八、九成。

在此提醒，**若只是心理諮商，健保不見得給付，這也會影響老年人的看病意願**。

老年人的憂鬱症與年輕人「大大不同」

特別值得注意的是，**老年人的憂鬱與年輕人不同**。

老人家多半不會說想自殺，也不見得會說自己心情不好，反而是以很多身體上的不舒服，如無力、頭昏、提不起勁、胸悶、胃痛等來呈現。

一般而言，一個療程需要六至九個月的時間，如果停藥後復發，下一個療程，就要持續治療三年才能停。**如果老人家自認為沒有問題，吃一段時間，就自行停藥，那也可能會再復發。**

其實抗憂鬱藥物大概吃差不多一個月，就會開始有效，**不過在大約三至四個**

> **◎詹醫師給子女的貼心叮嚀**
>
> 有些老人家用藥時，一旦覺得自己症狀改善了，就會停止用藥。但抗憂鬱藥物如果停藥後復發，下一個療程，就要持續治療三年才能停，所以老人家的家人，必須特別留意這一點。

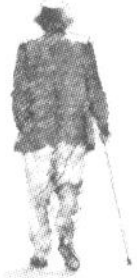

月後，病人會自我感覺良好，就很容易自行停藥。

這部分，尤其是老人家的家人，要特別留意與小心，要盡量勸病人吃完整個療程，才能減少復發率。

老人家換了四次藥，才願意接受治療

雖然藥物確實有它的效果，但是要讓老人家能正確、持續地吃藥，他們也需要一段時間來適應藥物。

因為藥物本來多少都會有一些副作用，有些人可以接受，有些人卻不能，而且這些又與個人接受藥物的程度、是否確實依照醫生囑咐服藥有關。

關於吃藥，因為每個人的情況

◎詹醫師給子女的貼心叮嚀

一般來說，如果老人家有家人的陪伴與支持，大多數並不會有憂鬱症的問題，因此子女除了照顧老人家的身體外，也要多傾聽他們的內心，因為心情對身體的影響也很大啊！

不同，所以也有老人家會一再換藥。

阿聲伯就覺得憂鬱藥跟他不合，他第一次吃了幾天後，說藥不好，要求換藥。

換藥後，吃了大約一週，又說害他很不舒服，直到換到第四次，才終於讓他覺得這藥物既有效，又沒有嚴重的不適，他也才乖乖地接受治療。

數據顯示，社區中約有百分之二十的老年人會覺得自己有憂鬱症狀，但要到重鬱症，則是約有百分之二。

值得注意的是，子女需要留心父母的情緒。一般來說，如果有很好的家人支持，多數老人家不會有憂鬱症的問題，因此除了關心長輩的身體健康外，了解、體恤他們的心情也很重要。

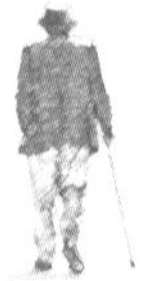

吃維骨力（葡萄糖胺），可以預防骨質疏鬆（一）？

一般民眾對骨質疏鬆有許多迷思及錯誤的觀念，其中最常見的錯誤觀念是：吃維骨力，可以預防骨質疏鬆。

維骨力其實是在治療骨關節炎，所以維骨力吃得再多，也不會讓骨質疏鬆變好。

八十多歲的桃嬤，一向討厭看醫生，每次都跟陪她看病的女兒碎碎念：「看醫生要等很久耶，看完還要吃好多藥，又要花錢，很累啦。」

但幾個月前，桃嬤感冒、發燒一直好不了，家人堅持她就醫，結果檢查出是肺部感染，最後不得不住院治療。

無法站立的她，都坐著輪椅接受檢查。

她抱怨背部很痛，等照了X光後，才發現四十多公斤重的桃嬤，因為骨質疏鬆症，已經導致脊柱壓迫性骨折。

桃嬤聽到女兒轉述病情，驚訝地說：「什麼是骨質疏鬆症？我聽都沒聽過。我不就是姿勢不對，然後加上老了嘛！」

幸好經過骨質疏鬆藥物，及搭配止痛藥後，桃嬤的背痛緩解了。出院後，她也乖乖固定做復健，情況已經愈來愈好。

桃嬤的女兒笑著跟我說：「我媽現在很期待看醫生喔。因為她說醫生人好好，讓她的背不再痛。」

像阿桃嬤這樣不了解壓迫性骨折是骨質疏鬆所造成的例子很多，甚至有時連醫生也都會「遺忘」骨質疏鬆症對病人可能造成的傷痛。

七十多歲的阿財伯因為肚子痛住院治療，當我為他照腹部X光時，除了發現他腸阻塞，還看見他的脊柱有壓迫性骨折，這些，阿財伯及他們的家人都不知道。

當我告訴阿財伯時，阿財伯還很不高興地說：「不要騙我了啦。我只是老倒縮，又不會痛，沒事啦！」

但在後續的檢查裡，我發現阿財伯的骨密度也很低。阿財伯當然還是覺得這有什麼關係，一直到我解釋骨鬆可能造成骨折後，阿財伯才願意接受骨鬆藥

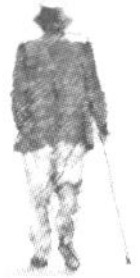

物治療。

被「嚴重忽略」的骨質疏鬆

什麼是骨質疏鬆？簡單來說，就是骨的品質變差，骨頭變成有很多洞，骨鬆後就會容易骨折。

在台大醫院的老年醫學部病房，曾經做過一個非正式的調查。**大概每十床新住院的病人，如果仔細去看他們之前照過的X光，會發現大約有三床，因為骨質疏鬆而已經造成壓迫性骨折**。

不過，這絕大多數的病人都不知道，因此也沒有尋求進一步的治療。換句話說，就是大多數人都忽略了。

脊柱壓迫性骨折的病人，差不多只有四分之一會有背痛等症狀，所以很多人是在因為其他原因做胸部、腹部X光時，才「順便」發現壓迫性骨折的。

雖然X光科醫師有打診斷，但病人看病、住院的原因可能是肺炎、腹痛，在住院過程中，一般並不會去處理骨鬆問題，而到了門診時，如果看的醫師並不是骨鬆的專家，可能也不會處理，骨鬆就會被遺忘在茫茫的醫海裡。

近年來，世界骨鬆基金會推行一個攔阻骨折的運動，希望利用個案管理師，執行「骨折聯絡照護服務」（Fracture Liaison Service, FLS）。不管是住院或門診的病人，一旦發現脆弱性骨折，合作醫師就會通知個管理師收案。依流程，在病房或轉介骨鬆門診，進行後續的評估與處理。

這樣的模式，目前台大醫院總院、北護分院，分別還因此獲得世界骨鬆基金會金牌級與銀牌級認證，而高雄長庚醫院也正在進行。

我因為從事骨鬆研究，在門診中，我發現骨質疏鬆的案例很多。**一個門診若有五十個病人，至少有二十人與骨鬆有關**。

會來看骨鬆門診的病患，除了擔心自己有骨鬆而來掛號外，有些是經由問卷或其他篩檢發現，不過，有時我們也會建議門診原來看慢性病的老病人，做自費骨密度的篩檢。

另一種則是來自健檢中心，當他們發現健檢者有脊柱壓迫性骨折，或者骨密度已經很低時，也會轉介到門診。

一般民眾對骨質疏鬆有許多迷思及錯誤的觀念，造成骨質疏鬆一直未得到應有的重視，影響國人的健康。

骨質疏鬆有哪些迷思呢？

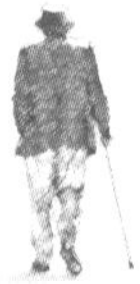

吃維骨力，不能預防骨質疏鬆

第一個迷思：骨質疏鬆不是靠吃維骨力就可以預防的！

醫生在病房、門診時，常遇到老人家骨頭不好，他們都會說：「可是我都有吃維骨力呀！」

可見不少人都以為維骨力是顧骨頭，以為吃維骨力就可以預防骨質疏鬆。這是非常錯誤的觀念，**維骨力其實是在治療骨關節炎**。

維骨力的目標是軟骨，而骨質疏鬆是硬骨變差，因此維骨力吃得再多，也不會讓骨質疏鬆變好。

骨質疏鬆是不會痛的

第二個迷思：大家常以為腰痠背痛、關節痛就是骨質疏鬆。

其實，大多數骨鬆是沒有症狀的，一旦有症狀，常常就是骨折。所以如果不是因為強烈的外力撞擊，而只是輕微跌倒就造成骨折，那麼就可能是來自於骨質疏鬆。這也就是為什麼小孩子或年輕人摔跤、跌倒都沒事，但年紀大了，卻稍微碰一下就會骨折。

我們如何在沒有症狀前，診斷出是否有骨鬆呢？可以透過骨密度，藉由DXA（雙能量X光吸收儀）機器來檢測。

光測腳跟，無法確認是否有骨質疏鬆

第三個迷思：要測量是否有骨質疏鬆，只要測測腳跟就知道了！

其實，這是不夠的。**腳跟的超音波只能當作篩檢，骨密度比較低的人，更要進一步用DXA（雙能量X光吸收儀）機器來做診斷。**

不過，健保對DXA的給付相對嚴格，常常需要自費。DXA是要躺著檢測的機器，做一個位置的費用大約是六百元。通常會建議做髖部與腰椎兩個部位，取其最低值來判讀。

骨質疏鬆的診斷，是用骨密度T值來看。這是與年輕人比較，小於年輕人的某個百分比以下，例如小於或等於負二點五，就稱為骨質疏鬆，介於負一至負二點五之間，稱為低骨量，但臨床上則是反過來，只要發現有脆弱性骨折，不需要根據骨密度T值，就可以判斷病人有骨質疏鬆症，開始進行治療。

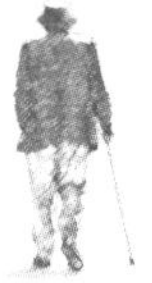

骨質疏鬆會提高死亡率

第四個迷思：骨質疏鬆不像心肌梗塞、中風等疾病嚴重。

多數人都認為骨質疏鬆不是什麼大病，當然也不知道骨鬆這麼常發生。

在美國，因為有骨鬆而骨折的病人，約有一百五十萬人，不過，美國一年發生心肌梗塞加上乳癌、中風的患者，其實，都還比一百五十萬人少！

骨質疏鬆罹病率如此之高，民眾卻從來都不覺得骨鬆是個大病，其中最主要的原因，是有一半來自脊椎壓迫性骨折，且多數是沒有症狀的，而雖然髖關節骨折很痛，痛到病人必須就醫，但以發生的比例上來說，相對較低，而且骨科治療後，醫師與病人常常就忘記造成髖部骨折的原因是骨鬆，所以也就沒去治療了。

大家都以為骨鬆骨折的死亡率不高，但台灣二〇〇〇年的健保資料庫統計，女性因骨鬆所造成的死亡率為百分之十五，男性則是百分之二十左右。

比較起來，急性心肌梗塞的死亡率少於百分之十，所以骨質疏鬆的死亡率，遠比想像中來得嚴重。

在台灣，以數據來看，**全台灣六十五歲以上的男女，有五十萬人患有骨鬆**。

再以老年人來看，女性差不多占四成，男性則占大約兩成。

老了倒縮，不是正常現象

第五個迷思：年紀大了，當然會變矮，就像閩南語說的「老了會倒縮」，這是正常的現象！

其實這常常是骨鬆的一種表現，並不是正常的現象，所謂的「倒縮」，可能是脊椎壓迫性骨折，當然也可能是脊椎側彎，或其他原因。而脊椎壓迫性骨折，則是骨鬆最容易發生的三部位之一。

三個骨鬆骨折的好發部位，分別是：脊椎骨折、手腕骨折、髖部骨折。這裡提到的骨折，是指不是因為重大外力，例如車禍、被外力撞到等，而只是輕微碰到，或者跌倒就骨折。

例如，如果一個人坐下去，手腕只是稍微撐地一下就骨折，那麼通常原因就是骨質疏鬆。

比較麻煩的是，**脊椎壓迫性骨**

◎詹醫師給子女的貼心叮嚀

大家都覺得人老了，就是會變矮，其實這是十分錯誤的迷思，所以如果家裡的老人家，現在的身高比過去變矮超過三公分，那麼就應該特別注意老人家是不是有骨質疏鬆。

折，常常不需要跌倒，可能只是彎個腰，或咳嗽、提重物，甚至什麼事都沒有做就造成脊椎骨折，但其實這也不是真的骨頭斷掉，而是扁掉了，所以如果一位老人家，現在的身高比過去變矮超過三公分，就應該特別注意。

還有一個檢測的方法，是靠牆站立，如果站直了，但頭部無法貼牆，也有可能是有脊椎壓迫性骨折。

吃維骨力（葡萄糖胺），可以預防骨質疏鬆症（二）？

一般人都認為補充鈣質，才能預防骨質疏鬆，但要注意的是補充鈣質，並不等於吃鈣片。

因為鈣片不能多吃，如果每天吃超過一千毫克，可能會增加罹患心血管疾病的風險。

近七十歲的陳老伯瘦瘦的，身高一百六十五公分，體重大約五十公斤。他自豪的說：「我都沒有胖過，只是不知道為什麼腰骨老是疼痛。朋友說要看看有沒骨質疏鬆。這是什麼病？不會死吧？吃藥會好吧？」

跟陳老伯一起就診的王伯伯也不信邪，雖然已經骨折，但他告訴我：「不就

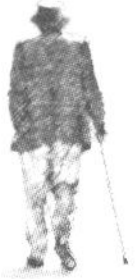

扭到嗎？喬一下就好了，哪是什麼骨鬆。你們醫生都很愛嚇人耶！」

骨質疏鬆的致死率，高達百分之二十二

多數人都以為骨鬆的死亡率不高，但在台灣，根據健保資料庫的統計，二〇〇〇年時因骨鬆發生髖部骨折後，一年內的死亡率，女性是百分之十五，男性是百分之二十二。到了二〇〇九年，女性降為百分之十一，男性降為百分之十八。值得慶幸的是，因為骨鬆漸漸受到重視，所以因骨鬆致死的情況也逐步降低。

與骨鬆相關的骨折，其中一個好發部位是脊柱壓迫性骨折。以前覺得這個疾病不像髖部骨折那麼嚴重，但後來發現，五年的死亡率，竟也可以高達百分之四十左右，並不會比髖部骨折少多少。

只是壓迫性骨折的病人，只有四分之一左右會疼痛，不像髖部骨折的人，因為會疼痛，所以幾乎都會就醫。

老年人的骨頭如果因為跌倒，或輕微創傷就斷掉，多數應該都是骨鬆，應該要接受治療。

但根據統計，髖部骨折後，女性只有四分之一左右會做骨密度檢測，三分之一左右會接受骨鬆藥物治療，至於男性就更低了，可能不到百分之五。病人往往是在骨科開完刀後，以為就沒事了，而沒有想到應該要繼續治療骨鬆，所以之後才會又骨折。其實如果骨頭強壯一些，就算跌倒，也比較不會斷。

骨質疏鬆及骨折不完全與年紀有關

必須要特別強調的是，**骨鬆是吃未來的，因為重點是在預防。只要預防，就可以把未來骨折的風險降到一半左右。**例如如果本來沒治療骨鬆，那麼再次骨折的比率，約是百分之十，而如果治療的話，就可以降到百分之五。

藥物治療的效果其實非常好，不過，已經斷掉的骨頭，並不會因為使用骨鬆藥物而再長回來。

需要特別留意的是藥物的副作用。每一種藥物都可能有它的副作用，所以沒有誰比誰好的問題，只有選一個適合自己藥物的問題。

如果遇到有副作用，或不耐受，就可以換藥。所以在門診我常對病人說，每種藥物都各有優、缺點，病人與醫師彼此達成共識最重要。

骨質疏鬆及骨折不完全與年紀有關，有些是與疾病有關，例如男性酗酒、長期服用類固醇、抽菸，或有甲狀腺機能亢進等。

什麼樣的人需要注意？骨鬆骨折的危險因子，包括下列數項：

1. 四十歲以後的身高，是否減少超過三公分以上？
2. 體重過輕？身體質量數BMI值少於十八點五？（BMI計算方式：體重（公斤）／身高平方（公尺^2））
3. 成年後，曾經因為摔倒而造成骨折？
4. 經常摔倒（去年超過一次），或因為身體較虛弱而擔心摔倒？
5. 父母有髖骨骨折病史？
6. 父母曾被診斷有骨鬆，或曾在輕微跌倒後骨折？
7. 父母其中一人有駝背狀況？

◎詹醫師對子女的貼心叮嚀

老人家如果在吃藥後，覺得身體不適，或覺得有副作用等等，子女其實可以幫忙與醫師溝通，看看是否能換藥。因為有些老人家會覺得不好意思跟醫生反應。

8. 目前仍有吸菸習慣，或曾經吸菸？
9. 有類風濕性關節炎？
10. 曾服用類固醇藥片，如可體松（註一）、強體松連續超過三個月？
11. 四十五歲以前停經？
12. 除了懷孕、更年期或切除子宮後，曾經停經超過十二個月？
13. 在五十歲前切除卵巢，又沒有服用賀爾蒙補充劑？
14. 曾因為雄性激素過低，而出現陽萎、失去性慾的症狀？
15. 一天飲用酒精兩至三單位（註二）以上？
16. 每天運動量少於三十分鐘（含做家事、走路、跑步等）？
17. 避免食用乳製品，又沒有服用鈣片？
18. 每天從事戶外活動時間少於十分鐘，又沒有服用維他命D補充劑？

除此之外，以下為與續發性骨質疏鬆症強烈相關之疾病：

- 第一型糖尿病（胰島素依賴型）。
- 成年人的成骨不全症。
- 長期未治療的甲狀腺機能亢進。

- 慢性營養不良。
- 吸收不良。
- 慢性肝臟疾病。

骨質疏鬆如何自我篩檢？

除了精密的機器檢測外，還可以透過篩檢測驗。目前世界骨鬆基金會推動的是FRAX，在網路上可以找到（http://www.shef.ac.uk/FRAX/?lang=cht）。

FRAX是十年骨折的風險評估，只要在網站上輸入年齡、性別等十二項危險因子，透過運算，它就能評估出十年內髖部骨折機率，以及十年內主要骨鬆性骨折的風險，這可以作為進一步骨鬆防治的參考指標。

要注意的是，篩檢時，要把地區轉換成台灣，同時在詢問的問題上，常有人答錯的是「類風濕關節炎」。類風濕關節炎是指全身許多關節骨頭變形、腫起來，與退化性關節炎不同。

要多少才算是骨鬆？每個國家都有自己的標準，台灣目前是先用美國的標準。FRAX做出來，主要骨鬆性骨折大於或等於百分之二十；髖部骨折大於或等於百分之三，就是高危險群。

至於什麼樣的人需要就醫看骨質疏鬆？已經知道骨頭斷了的長者，尤其是髖部、手腕骨、上臂骨，及脊柱壓迫性骨折，就應該馬上就醫。

另外，長者如果身高比年輕時減少三公分以上，或是嚴重背痛，懷疑有壓迫性骨折，也可以就醫，照脊柱X光。

另外，還有一種簡單的篩檢，就是年紀減掉體重，若大於或等於二十五，那就有骨鬆的高度風險。例如七十五歲的瘦瘦婦人，若只有五十公斤，那麼就是高危險群，建議到醫院做骨密度檢查。

骨質疏鬆的預防方法

骨鬆不僅要預防，也要治療。如何預防？包括若有菸癮，就需要戒菸；喝酒避免過量，每天不要超過三杯；要有適當的運動。

但老年人從事運動時，應考量心肺功能和肌力較為衰退，所以平衡功能和協調度較差，如果要從事速度較快或碰撞運動，最好身旁要有專業的運動指導。

運動則以能對抗地心引力的運動最適合，例如重量訓練、快走、慢跑、爬樓

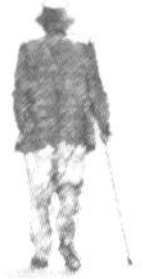

梯、跳繩、踏步、踏階等，都可以改善成年人多個重要部位（腰椎、股骨頸、股骨近端）的骨礦密度。另外，平衡訓練和協調運動，也有助於減少跌倒。

運動之外，還要預防跌倒，也就是要了解可能潛在的危險，以居家環境為例，例如上下樓梯要注意階梯、避免浴室因積水而滑倒等。

個人的BMI值，不宜低於18.5kg/m²；要攝取足夠的鈣、維他命D及蛋白質；少吃安眠藥。

鈣片不能多吃，可能會增加心血管疾病風險

在補充營養部分，要注意的是要補充鈣質，但鈣質補充並不等於吃鈣片。

許多人嫌麻煩就乾脆吃鈣片，心想，這樣一定不會缺鈣吧？但中、老年人，一天的鈣，建議一千

◎詹醫師給子女的貼心叮嚀

現代人或許因為過於忙碌，所以有些人會選擇乾脆以吃鈣片來補充身體所需的鈣質，但鈣片其實不能多吃，一旦一天吃超過一千毫克，反而會增加罹患心血管疾病的機會，不可不慎！

兩百毫克，其中的六百毫克，確實可以藉由鈣片吸收，但另外的六百毫克，則應由每天的食物中攝取。

因為鈣片不能多吃，如果每天吃超過一千毫克，可能會增加罹患心血管疾病的風險。

台灣多數民眾維他命D不足

曬太陽雖然是補充維他命D的方法，不過，不要以為台灣日照天數長，所以日照時數就一定夠，這是錯誤的觀念。

依照國健署統計，全台灣民眾的維他命D攝取量，如果以比較寬鬆的定義來看，有七成是不足的，若以嚴格的定義來看，則高達九成。

因為大家怕曬黑，都穿著長袖、塗著防曬乳，這樣根本曬不足。如果要好好曬太陽，應該是臉加上兩隻手臂，都要曬到。冬天一天要曬三十分鐘，夏天則是曬十五分鐘，所以**想要靠曬太陽來補充維他命D，是不切實際的，仍要靠食物加上維他命D，目前建議一天補充八百國際單位**。

蛋白質是造肌肉、造骨頭的原料，以一天來說，一公斤的體重要吃一至一點

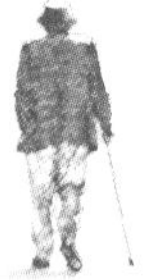

二克量的蛋白質，有些研究甚至要一點五克，可以參照食物對照表。

其實，這幾年骨鬆防治做得很有績效，髖部骨折率及髖部骨折死亡率都有下降的趨勢。

一般來說，以五十歲以上的老人家骨質出了問題，才會說是有骨質疏鬆症。如果能及早預防，不論是從飲食、運動等方面著手，那麼就能保留自己的骨本。

（註一）：可體松通常為治療氣喘、類風濕性關節炎以及某些發炎的疾病；劑量為每日服用五毫克或以上的Prednisolone或其他同等劑量的類固醇。

（註二）：一個單位是十克酒精。簡單的計算公式：酒精單位=飲酒量（升）×度數×0.8（酒精的密度）。比如喝了〇・〇五升五十二度的茅台，就是0.05×52×0.8=兩個酒精單位。

爸媽愛吃健康食品，無傷大雅？

目前並沒有任何實證，能證明綜合維他命有特別的預防效果，更何況維他命A吃太多，會增加死亡率；高劑量的維他命C，會增加腎結石的風險；維他命E吃多了，會增加心血管疾病的風險；胡蘿蔔素若吃得較多，也容易增加罹患肺癌的風險，不可不慎。

社區裡最活躍的月姨，正熱心招呼街坊相識幾十年的老鄰居，參加在活動中心舉辦的「健康說明會」。

月姨在這個社區住了二十多年，與每個人都熟，加上她平時又很熱心，所以對於她的邀約，鄰居們都不好意思不捧場，更何況她還神祕兮兮地說：「早點

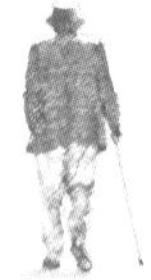

到，還有精美禮物喔！」

就衝著這一點，大家都很準時到達會場，結果答案揭曉，原來是健康食品的推銷會。

在推銷會上，主持人一再宣傳健康食品對健康的好處，從降血脂、降膽固醇到促進血液循環、各種維他命等都有。被強力宣傳、疲勞轟炸後，不少老人家都拿出私房錢，買了一堆號稱有神效的健康食品。

老人家自己花錢買了健康食品，自然都會按時服用，有的還會拿去跟好朋友分享，或者推薦給兒女，甚至門診時，還會跟我說：「那個吃顧目睭，真的有效呢，不過，腰痠背痛的，我也吃了，但還沒看到效果。」

當我問他們花了多少錢，老人家常常不好意思地說：「前後加加，有上萬元哩！」

吃綜合維他命，並無法預防疾病

對於長輩們很容易聽信健康食品的療效，我們有時也不知如何是好。門診中，還常有老人家問我：「醫生，呷這款有效喔？」

老實說，這些食品可能都是沒有明顯療效的。畢竟食品不是藥品，拿食品來「治療」，從學理與實證上，都不一定站得住腳。

其實，不只是長者，很多中年人或年輕人，也都習慣吃各種維他命來補充營養，但真的是否就對健康有幫助呢？答案是不一定。

我的建議是當面對各種讓人眼花撩亂、宣稱有神奇療效的健康食品時，若你要購買使用，請先想清楚，你為什麼要吃？吃了，有效嗎？它是屬於藥物，還是食品？

以最普遍的維他命為例，很多人都不斷在問，到底要不要吃維他命？因為非常省事啊，只要每天吃一顆綜合維他命，各種該補的就都補到了。

可是最近的大規模臨床研究卻告訴我們，綜合維他命其實沒有預防疾病或症狀的效果，它是用來「補充」維生素的不足。

維他命有沒有效？研究結果常隨時間改變

健康食品真的不能亂吃，除非經過實證有效。

不過，實證也常常隨著時間在改變，在二〇一三年之前，許多分析都提到鈣與維他命D，對骨密度、骨質疏鬆、減少跌倒可能是有好處的，但二〇一四年新的統合分析，又提到骨密度有些部位會增加，但其他兩者的效果，可能沒那麼顯著。

所以很多的東西後來發現並沒有想像中那麼好，於是，還是要回歸到一個最基本的問題，也就是人為什麼要吃維他命、目的是什麼，因為雖然很多人認為維他命多吃無害，但**目前學界對於到底要不要吃維他命，其實仍有許多爭議與不確定**。

以現代人來說，除非是生病或吸收不良，例如有人因為動手術，腸子少了一截，否則一般人很難會出現營養不足，以至於需要補充維他命的情況。

當然，如果一個人身體缺乏許多營養素，那麼就會有很多病症出現。

孕婦可以補充葉酸

維他命的範圍很廣。理論上，**若一個人想補充維他命，其實是需要先去檢測身體有哪方面的營養素不足，然後才去補充**，但既然維他命的範圍很大，影響因素又多，所以很難，也不建議去檢測身體上是否維他命不足。

如果你懷疑自己身上的維他命不夠，那麼，有幾個營養素是臨床上比較常檢測的，如維他命D與維他命B_{12}及葉酸。

那麼到底要不要補充這些維他命呢？若是懷孕婦女，為了胎兒，孕婦可以補充葉酸，這是有科學證據，因為孕婦若補充葉酸，對小孩的發展是有好處的。

除此之外，葉酸對於預防癌症，以及葉酸、B_{12}對於預防心臟病都是無效的。

不過，維他命D對於預防骨質疏鬆、跌倒，可能有幫助，但需留意，維他命D對於預防癌症也不見得有效。

維他命A、C、E等吃太多，有各種風險

在抗氧化部分，**很多人吃維他命A來抗氧化，但是吃太多，反而會增加死亡率，胡蘿蔔素亦是如此**，不可不慎。

有科學實驗指出，在維他命A不足的國家，讓兒童補充維他命A，確實是有好處，可以增加免疫力，降低死亡率，但根據研究結果，如果服用大於一千國際單位的維他命A，反而會增加懷孕婦女產下畸形兒的風險。

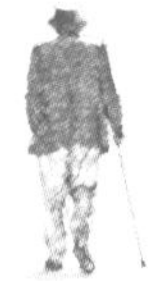

另外，若是吃很多，或補充太高劑量的維他命A，造成骨質疏鬆的機率也會提高，所以醫師多半不建議補充維他命A。

至於**胡蘿蔔素若吃得較多，也容易增加罹患肺癌的風險；高劑量的維他命C，則會增加腎結石的風險**，所以我的建議是，**盡量從食物中吸收各種營養。因為如果一個人飲食均衡，根本不需要特別去補充維他命。**

以維他命E來說，吃多了，會增加心血管疾病的風險，不過，維他命E的好處是對於失智症病人，若服用高劑量的維他命E，確實能減少失智症的退化情形，但如果吃超過四百單位的維他命E，死亡機率反而會增加。

而要減少失智症的退化，則是要吃到兩千才會有效，因此需要謹慎評估的是，究竟是要治療失智症？還是要擔負死亡率增高的風

◎詹醫師給子女的貼心叮嚀

有不少現代人會這樣說：「我每天都吃一顆綜合維他命，這樣就把一天所需的營養都補足了。」或是「我早上吞了一顆維他命C，所以今天就不用吃水果啦！」其實這都是錯誤的觀念，身體所需的各種營養素，最好還是都來自於食物，不但身體最容易吸收，也最沒有風險。

險？

至於綜合維他命，其實並沒有任何實證，能證明特別有效果。綜合維他命無法預防癌症、心臟病，也就是不會降低死亡率，也不能改善認知功能。

老人家可以補充維他命D加鈣；素食者補充B_{12}

許多人都不斷討論要不要吃健康食品？基本上，如果是被歸類為藥物，就要受藥物的相關法令規範。若是維他命，是被歸類在食品，是受食品管理法規範。只是即使是一樣的維他命，所含的物質也會不一樣，每種維他命的劑量更不同，而且到底某種綜合維他命的來源是什麼，如何萃取出來，吃多少量才有效，這些差異可能都很大。

因此要再次提醒，只要食物均衡攝取，就可以不必吃維他命，但若是素食者，建議補充維他命B_{12}，因為B_{12}只存在於肉類，素食者這方面會不足。最後，還是要強調，長者只要均衡飲食，有適度曬太陽，並不需要補充任何維他命。

若真要補充，老人家可以補一些維他命D加鈣；素食者補充B_{12}；孕婦補充葉

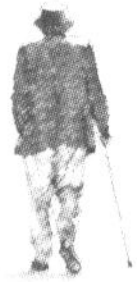

酸，至於，綜合維他命真的沒有必要一定要吃。另外，**也有一些人因為吃了綜合維他命，就不在乎日常的食物攝取，隨意亂吃，這是本末倒置，也是非常不正確的。**

子女不妨多關心老人家

比較有爭議的是一些地下電台販售的藥，這些藥普遍來路不明，還會強調神奇的療效，對於老人家來說，花一點錢能讓身體健康，他們覺得很值得。

但為人子女需要留心的是除了這些地下電台的藥是否有問題，或許也該多花時間與老人家相處，問問他們，是否身體覺得不太舒服，所以才會買

◎詹醫師給子女的貼心叮嚀

子女對於老人家購買健康食品，尤其是來自於來路不明或地下電台，往往既生氣又無奈，除了花大把錢，其實更擔心他們傷了身體。

若老人家買健康食品是因為身體不舒服，那麼我建議老人家到醫院就診，讓醫師做正確判斷、治療，另外，子女不妨多傾聽、多陪伴、多關心，有時也能讓老人家較不沉迷於健康食品。

這些地下電台的藥。

多關心老人家，因為老人家有時候並不真的有病痛，而是需要被注意、被關心。

健康食品亦然，例如某健康食品被查出含有減肥藥成分，因此我不建議用不知道成分、內容療效都沒有經過很好研究、證實的「食物」。

最後，必須要強調的是，**沒有一種東西可以治百病，如果它強調所有的症狀都可以治療，應該就是有問題**。對於太過「神奇」的東西，我們要小心為上。

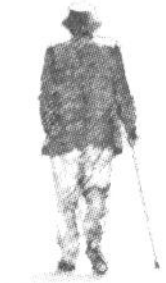

爸媽多吃銀杏，可以預防失智？

一直到二〇一三年最新的資料，我們發現幾乎所有的藥物或食品，對於預防失智症都是無效的。

不過，銀杏與維他命E，倒是對於失智症的治療有些許幫助。

五十歲的阿德在科技公司工作近二十年了，好不容易在最近升任資深工程師，並帶領一個十人的小團隊。

阿德自覺很能勝任，但他最近連續發生兩次忘記交辦重要事項的疏失，幸好部門主管體諒，並未苛責，但再三叮嚀他，千萬不能再犯了。

阿德心裡有說不出的緊張、害怕。他想，自己是不是得了失智症呀？因為最近其他同事也紛紛抱怨，自己好像記憶力衰退，大夥兒還認真地討論要不要團購銀杏。

其實不只銀杏，阿德最近只要看到任何可以預防失智、增強記憶力的食品，他都很想去嘗試。

他還想到近八十歲的雙親，近幾年也都有記憶力大不如前的狀況，是不是也有失智症？

目前沒有任何藥物或食品，能預防失智症

大家都很擔心自己會有失智症，也都很想找能預防失智症的藥物或食品，但遺憾的是，以目前的研究結果來看，對於失智症的治療，確實有藥物，但要預防失智症，並沒有任何藥物或食品證明是有效的。

也就是我們並無法藉由吃什麼食品或藥物預防失智，但有些產品倒是對於失智症的治療有正面效果。

舉例來說，雖然銀杏對於治療失智症，在臨床研究上有些許效果，但銀杏是沒有辦法預防失智的。

目前研究的方法是找沒有認知功能問題的人，可能要追蹤五至十年，一組有吃銀杏，一組沒有吃，再看看吃銀杏的人發生失智的比率，會不會比沒有吃的低，但結果是令人失望的。

另外，有一些抗氧化的維他命E、維他命C等，以實驗結果來看，維他命E對於治療失智症可能有效，但是對於預防失智症，可能是無效的。

在二〇一三年最新的資料，也顯示幾乎所有的藥物或食品對預防失智症都是無效的。

維他命E比較麻煩的是，雖然它對於治療可能有好處，可是因為它需要兩千單位的量，而維他命E，只要吃超過四百單位，可能就會增加心血管疾病風險及增加死亡率。

醫界目前還在觀望中，所以很少在第一線用維他命E來治療失智症。另外，像胡蘿蔔素、維他命B_6、B_{12}、葉酸、Omega3也未見效果。

運動、訓練認知功能，能預防失智症

但是有運動的人，比起沒有運動的人，在認知功能方面，下降的速度會慢一點。

這是以老人家在家做運動，以運動了六個月、一周三次、每次五十分鐘來研究，發現有運動者的認知功能比較好。

另外，除了運動外，也可以朝訓練認知功能來努力，例如下棋，或請老師來上課，教你如何記東西、增強記憶力，這些對認知功能都有些幫助。

總而言之，無論任何藥物或食品，都不能預防失智，但**如果能有認知功能訓練，以及足量的運動，那麼對於減緩認知功能變差，確實是有幫助。**

血壓若控制得好，患失智症機會較少

比較特別的是，許多人失智症的原因是因為血管性失智症，這是因為血壓沒有控制好而引發的小中風所引起，所以，從這點來說，如

> **◎詹醫師給子女的貼心叮嚀**
>
> 無疑的，隨著現代人平均壽命不斷提高，失智症的發生也更頻繁了。但與其一直擔心自己或爸媽是不是會罹患失智症，倒不如盡量找機會，多運動，並訓練認知功能，才能真正預防失智症。

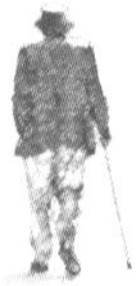

果血壓控制好，失智症發生的機會就比較少。

目前雖然已有治療失智症的藥，但對於沒有失智症的人，就算吃治療失智的藥，也無法達到預防失智症發生的效果。

所以如果沒有認知功能方面的問題，其實並不需要，也不用用提前吃治療失智症的藥。

因此如果沒有失智的人，不要認為吃銀杏，認知功能會變好。只有運動、訓練認知功能，對失智症預防是有點效果。

維他命E及銀杏，對於失智症的治療有些許幫助

另外，值得一提的是，治療與預防是不一樣的。

在失智症的治療上，除了現在核准、上市的藥物之外，高劑量維他命E及銀杏確實有一點效果。

以認知功能評估七十分為標準來看，用高劑量的維他命E，大概可以降三分，與失智症藥物相當，而服用銀杏，大概能降一分，不過，這些影響，在醫學界看來，都是只有輕微的好處。

最後，與其花心思去找能預防失智的食物或藥物，倒不如從現在起，就養成規律的運動習慣，並且好好訓練自己的認知功能吧。

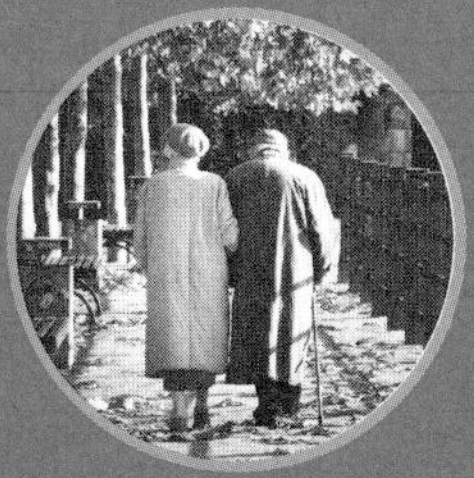

Part2

爸媽生病時，如何正確就醫與照顧？

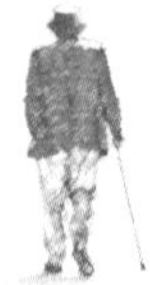

頭暈、跌倒、虛弱、失智、憂鬱……——老年病症候群

老人家跌倒，究竟要看老年科醫生？還是一般科？

其實這並沒有一定，但老年科強調的是要看跌倒的原因，並做跌倒的預防，以及相關骨質疏鬆的處理，不過，老年科的評估其實滿花時間，也需要許多耐心。

曾在商場上呼風喚雨的馬老闆，前陣子由兒子陪同參加朋友兒子婚禮時，卻步履蹣跚，連以往炯炯有神的雙眼都顯得空洞，感覺非常虛弱。

八十三歲的馬老闆感嘆：「人真是不能不服老呀，我一直以為自己還能像年輕小伙子一樣到處走，但隨著年歲增長，身體都不聽使喚了。我以前還不服氣，以為吃最好的藥，就可以回到從前。近幾年，才知道身體的老化是不可逆的呀！」

馬老闆的感慨完全道盡老人家的無奈，而這也是這幾年國內、外的研究漸漸重視老年醫學的原因。

我們都希望老人家能處在恆定狀態，就像人是常溫動物，外面的溫度雖然變化大，但身體有應變的機制，足以讓體溫不因為外界的溫度變化而改變，但是**在老化的過程中，體內維持恆定的系統會慢慢出現問題**，也無法再像年輕時，可以維持在恆定的狀態。

這種情況，就像身體裡有一些小缺損，沒有辦法維持恆定，在老年醫學裡稱為「虛弱」。

虛弱的老人家只要受到外在一點刺激，例如感染或開刀，或是天氣忽然變冷、吃了什麼藥，就會產生其他問題，這些問題，我們稱之為「老年病症候群」。

老年病症候群的原因，通常不只一種

老年病症候群（Geriatric Syndrome, GS）有四個特色：

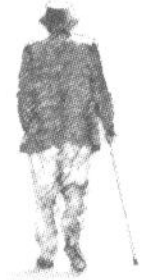

1. 老年病症候群在年輕人不常見，但在老人家很常見。

2. 造成老年病症候群的原因通常很多元，也就是產生的原因，通常不只一種。例如，如果病人發生意識混亂（譫妄症），可能是病人有泌尿道感染、發燒、合併急性腎傷害、電解質不平衡等問題所一起造成的。

3. 病人在發生老年病症候群之前，身上同時已經有很多其他問題或疾病，稱為「共病症」，所以有多重疾病的老年人，更容易產生老年病症候群。

最近的研究發現，老年病症候群的共同危險因子，包括認知功能不佳、生活功能不佳、活動力不佳等。

如果是身體超級健康的老人，通常不會有事。會有問題的，多半通常是伴隨著很多其他疾病的老年人。

4. 一旦產生老年病症候群，就會衍生出更多問題，不但會造成不良預後，也可能會讓老年人的生活功能更差、生活品質變差，甚至可能死亡等等。

老年病症候群＝最後一根稻草？

老年病症候群的概念與傳統的疾病，通常有一個明顯的差異。傳統的疾病，例如糖尿病，是只有一個單純的病因，但老年病症候群往往是各種不同的病因，導致一種臨床上的表現，例如跌倒、尿失禁等。

如果一個病人吃多、喝多、尿多，卻愈來愈瘦，檢查後發現他血糖高，有糖尿病，這是傳統醫學，這是從很多症狀的表現去找一個原因。但老年病症候群是反過來，因為它最後產生問題的時候，通常都是最後一根稻草。**老年病症候群，是很多原因結合在一起造成的**。

以跌倒來說，一個人為什麼會跌倒？通常可以分成病人本身內在因素、環境因素，加上快要跌倒前所誘發的因素，可能是中風、不良於行，而環境因素則是路上有凸起的地方，例如要去廁所，有一個台階，加上眼睛不好，所以沒看到，結果也沒有很小心，滑了一下就跌倒了。

老年病症候群最大的概念，就是要找出造成問題所有可能的原因，一一對症處理，才能夠有效改善與解決問題。

到底有多少老年病症候群？目前仍是眾說紛紜，廣義一點來說，有十多種症狀，例如譫妄、失智、憂鬱、用藥問題、頭暈、跌倒、骨質疏鬆、虛弱、肌少、

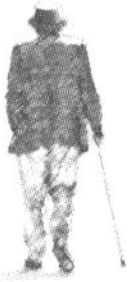

尿失禁、視力與聽力、失眠、褥瘡等。

究竟老年人身上發生什麼事，才容易有老年病症候群？

1.它很像每一個系統都因老化而不太穩定，所造成的多重系統調節異常。

2.有人說老化本身是種慢性發炎，確實也有證據顯示，老人家的發炎指數都比年輕人高，所以是因為身體長期處在發炎狀態而失去調節功能。

3.老年人本身常見的肌少症，會讓老年人更容易得到其他的老年病症候群。

4.動脈硬化的發生，很多人只想到腦部或心臟問題，但其實全身血管長期硬化，也會很容易造成其他的老年病症候群。

◎詹醫師給子女的貼心叮嚀

年老的爸媽若患有多重慢性病，常常跑醫院看診、拿藥，那麼子女不妨先上網查詢有老年醫學專科的醫院，這樣比較能夠完整幫家裡的老人家做周全的評估。

老年人需要「周全性老年評估」

總而言之，老年醫學與其他專科醫師的差別是，專科醫師多半是針對特定疾病或器官來看，但若是遇到老年病症候群，有時就會摸不清楚狀況。老年科醫師強調全人醫療，遇到一些比較複雜的問題，會有比較全面的評估。

老人家生病，到底要看老年科醫生？還是一般科別？其實並沒有一定，例如老人家跌倒要看什麼科？是跌打損傷科？骨科？還是復健科？其實每一科都有不同的切入方法，但老年科強調的是要看跌倒的原因，並做跌倒的預防，以及相關骨質疏鬆的處理。老年科的評估其實滿花時間，也需要許多耐心。

要找出這麼多的原因，需要一套系統性的方法，從生理、心理、社會及功能面向來評估，也就是我們常常提到的「周全性老年評估」。

所以**老年病症候群的治療計畫才需要「個人化」，也就是每個人都不太一樣，需要醫生花時間思考，這樣才能有效防治。**

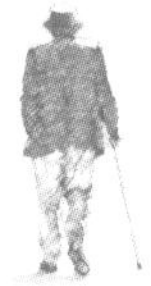

老爸、老媽說不出口的種種壓力

如果老人家生病了，是由誰來照顧？是另一半嗎？還是子女輪流？是要在家照顧？還是到安養機構？要不要雇用外籍看護？與家人之間要如何分工？

這是每一個為人子女都會遇上的問題，無從逃避。

擔任社工的秀霞，只要一談起日前處理的個案，她就忍不住唏噓。

秀霞負責台南偏遠的一處老社區，這處社區早年是眷村，後來在拆除、改建後，有些原本已經搬出去居住的老人家，又再搬回來住，因為這裡很安靜，即便離市區還要約四十分的車程，但老人家就怕吵，他們也不需要每天上街，所以交通不是問題。

誠正伯夫妻就是從市區搬回來的。八十二歲的誠正伯是軍職退伍，本來為了兒女讀書而搬到台南市區，在孩子大了後，太太身體不好，曾經輕度中風，行動上不太俐落，加上還有點氣喘，至於誠正伯自己則是有心律不整的老毛病。

誠正伯夫妻都怕吵，他們的兒女原本不放心老人家回到鄉下住，但拗不過父母的堅持，也只能順他們的意。

沒想到回到鄉下後沒多久，八十歲的誠正嬸身體就愈來愈差。

秀霞是接到鄰長的通報，提到誠正伯摔了一大跤。

醫生原本建議誠正伯要住院治療，但誠正伯擔心如果他住院，就無人照顧在家的太太。

誠正伯也不想麻煩子女，所以堅持不要住院，於是鄰長才請社會局幫忙。

秀霞只要一想到誠正伯他們夫妻倆彼此互相依賴的情感，以及這幾年誠正伯對太太的無悔照顧，心裡就既是感動，又是難過。

真的是天下父母心啊！哪怕孩子都長大了，但身為父母的就還是那麼疼孩子，捨不得麻煩孩子，就怕擔心影響到孩子的生活。

不過，最後的評估，仍是請誠正伯的兒女出面，大家一起商量兩老的未來生活與照顧。

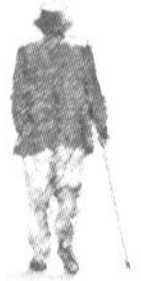

當老人家生病，問題往往不僅是在疾病上

類似誠正伯的個案，不僅各縣市社會局社工經常要面對，我們身為醫生，也常要協助處理老人家的安養照顧問題。

從醫生的立場來看，當一位老人家生病了，治療疾病雖然是首要，但也只有從心理、生理、居住環境等各方面加以配合，才能好好地「治癒」病症。

不過雖然很想做好全方位的照顧，但多數醫生看診病人多，多數也只能把重點放在治療老人家的病痛，至於其他問題，也只能轉介給醫院或衛生局社工追蹤了。

誠正伯選擇留下來陪伴老妻，不想住院治療，值得慶幸的是，誠正伯還願意把自己的狀況說出來，讓子女、醫護人員共同商量如何解決，因為**有更多的老人家不願意把困境說出來，也不肯對外求助，或是親友忽略了照顧者的壓力，而錯失幫忙的機會。**

每個人面對壓力的處理方式都不相同，有人可以坦然面對，或尋求支持，有的人卻會選擇逃避，甚至自殺，釀成悲劇。

許多人以為老人家退休了，可以好好享受退休生活，但事實上許多老人家面對著許多壓力，包括退休了，日子要如何過？老人要如何照顧老人？以及如何面對死亡的悲傷等等。

我建議必須先做好實質的規劃與心理建設：

1. **經濟層面的規劃**：

退休，確實意味著生命中某些重要事物的結束，不過**即使有退休金，但不少人仍有收入減少的問題**，需要提早安排與規劃。

2. **退休生活的安排**：

當原本習慣於每天行程排得滿滿的忙碌工作中，突然空閒下來時，這大把的「空白」時間，要如何打發？能不能順利調適？

很多人提過退休後會有一段時間老得很快。確實，如果每天看電視、無所事事，失去人生目標，那麼可能對健康就會有不良的影響。

有一個流傳多年的笑話，老婆每天要拿菜單，給退休下來的老公批示，好讓當慣主管的老公有「事」做，以維持一貫的「權威」。

3. **幫忙照顧孫子、孫女所衍生的問題**：

不少老人家都會選擇幫忙兒女帶孫子、孫女，他們也喜歡說照顧孫子、孫女

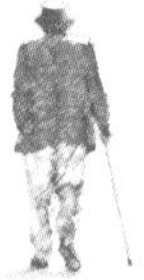

是一大樂事，但其實老人家要照顧小小孩，需要體力，老人家也會擔心如果幼兒照顧不好，或者與子女對教養孫子、孫女的意見相左等等，所以**對老人家來說，心理與生理上的負擔仍不小**。

4. 當另一半生病時，照顧者往往承受不小的壓力：

因為子女要各自為生活奔波，不太可能分神在家專責照顧兩老，以致多數都是老夫老妻互相扶持，頂多再雇個外傭協助。但**照顧者本身要承受相當大的壓力，有時是來自被照顧者不穩定的狀態，例如會遷怒、生活功能喪失等**，這些都會讓照顧者本身的心理、生理受到影響。

5. 年老意味著要承擔著病痛，與送別親人、朋友的傷痛：

即使再有心理準備，當至親、摯友過世時，都會是難以承受的痛。另外，當年紀大，也要面臨自己的體力衰減，從視力、聽力受損到行動變慢、身體的不適增加等，甚至從以往的生龍活虎、四處趴趴走，到無法生活自理等，這都不是一時可以接受的。

醫學研究指出，遇到傷感的事，大約要半年至一年的時間，才能稍稍沖淡哀傷，但這只是表面上看來的平靜，**哀痛可能造成的生理與心理的影響，並不是表**

面上看得出來的。這種情緒的轉變不能掉以輕心，萬一發現不對勁，一定要尋求專業的諮詢。

6. **老人家若能樂觀、自信，較能面對各種問題：**

醫學研究發現，老人家若是充滿自信、樂觀地看待自己要面對的各種問題，比較能平和接受，也比較能有效地處理壓力源，例如遇到老伴生病，會找外勞協助；對自己的身體老化，能坦然面對等。

7. **老人家不一定要改變：**

老人家多半習慣於自己多年來的生活方式，不太想去改變，一方面是難以改變習慣，同時也是害怕改變，擔心改變會對自己不利，而且如果是要嘗試新事物，老人家可能需要花更多時間重新學習。

事實上，老人家不一定要學習新的事物，或者做重大改變，**有時固定而熟悉的生活環境、操作模式，反而對老人家更有幫助**。

8. **與家人相聚，對老人家來說很重要：**

現在多半是小家庭，兒女常常只有在假日時，才會帶著孫子女回去與父母相

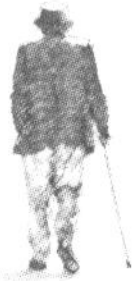

聚，因此每週與兒女、孫子女餐敘，或者做一頓豐盛的晚餐，對於老人家來說，有時反而是他們的生活重心，以老奶奶為例，她為了煮好吃的菜，可能忘了病痛，也更願意去治療身體上的不適，心情也會變更好，這對老人家來說，不是更有幫助嗎？

9. **懂得運用社會網路：**

若老人家生病了，由誰來照顧？是子女輪流嗎？要在家照顧？或到安養機構？要不要雇用外籍看護？如何分工？若是有支持網路可以幫忙，就可以減輕照顧者與受照顧者的壓力與照顧工作。

事實上，如果老人家懂得運用社會網路，往往比較能夠適應外來壓力，也比較可以維持更好的心理與生理功能，降低死亡率。

莉美在錯過婚姻後，選擇與老父老母同住，她的哥哥與嫂嫂、侄子們，則是假日才會回來探望父母，但最近母親因急症住院，老菸槍的父親嚇到以戒菸來為老妻祈福。

看在莉美眼裡，是既欣慰又難過。心想勸了這麼多年，父親終於肯戒菸了，但其實父親的身體狀況也不好，又要擔心母親，大家的負擔都很沉重，幸好家人可以互相幫忙，父母又能樂觀面對，讓她的壓力減輕不少。面對親友的關心，她都說：「幸好父母夠堅強、樂觀。」

老人家如何過得快樂、自在？

要如何成為一位身心靈都健康的老人家？很重要的是，要學習減輕壓力源，也就是要具備所謂的調節者（Moderator）。

調節者包括行為、情緒。有效的調節方式，要靠自己的安排與省思，包括生活的改變等，以下三點是很重要的。

1. **社會參與：退休不代表是靜止，退休後，一定要保持不斷的**

> **◎詹醫師給子女的貼心叮嚀**
>
> 一般人常有的錯誤觀念或迷思，是認為人退休了，就可以什麼都不用做，好好享清福，但一個人如果要「好好活」，就要「好好動」，另外，因為生活的壓力、環境的污染，加上食安的問題等等，若老人家希望擁有健康的身體，子女就還是得適時提醒爸媽，良好的生活習慣、規律的運動及飲食是一定不可少的。

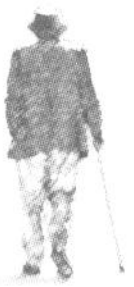

「動」。不論是安排上長青學苑、學習電腦、經營自己的部落格、玩臉書、當志工、照顧孫子女、旅遊、拜訪老朋友等，總之，要讓退休的生活更多采多姿，目的就是**不要讓自己與社會脫節**。

有研究指出，退休後一至兩年，是老人家凋零最快的時期。積極參與社會活動，才能讓退休生活健康、持久。

2. **宗教信仰**：西方研究指出，老人家比一般成年人會參與更多的宗教活動，常參與宗教活動的老人家也比同年齡的人更健康。

有宗教信仰，雖然可以讓人得到心靈的安定與平靜，但切記不能過於迷信。最常見的是當老人生病時，卻只相信宗教的力量，而忽略了治療的重要。

◎詹醫師給子女的貼心叮嚀

當爸媽生病，這一代的我們顯得壓力更大，無論是人力照護，或經濟上的付出，因為我們通常上有爸媽、下有孩子，就像「三明治」般，所以如何讓爸媽即使在退休後，也能活得健康、自在，是非常刻不容緩的一件事，也需要子女與爸媽一起努力。

3. 生活行為的調適：許多人以為年紀大了，就依原來的生活作息即可，但事實上，年長者更需要重視健康的生活習慣。

這些習慣，包括飲食及行為，例如應該要規律的運動、不要抽菸、少喝酒、不能暴飲暴食、要注意自己的飲食等等。

老年是每個人都必須正視的，要如何正確、健康地看待老化？其實只要了解自己有哪些可以運用的各種資源，再加上樂觀、積極的態度，老年就會是健康、快樂、優雅的一件事。

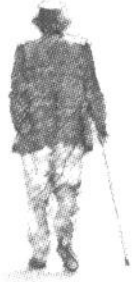

每走一步，膝蓋就痛得哇哇叫？——骨關節炎

肌肉、骨骼疼痛時，當然是先止痛，但最重要的是仍要適度的運動。早期醫生會建議有關節炎的病人，要臥床，多休息，少活動。最近幾年的研究則不再強調臥床休息，而是要適度的運動，可以減少症狀、減少發作。

七十二歲的曹奶奶喜歡拿著年輕時的照片給兒孫看，她要證明自己當年的身材很棒。她總懷念地說：「我那時穿旗袍，可是有中國小姐的架子，美得很呢！」

可惜的是年輕時的風光，在生了四個小孩後就走樣了。中年後，身材更是開始往「橫」的發展，後來曹奶奶有高血壓，常常腰痠背痛，更加不想動。

身高一百五十五公分的曹奶奶，體重由小姐時的四十公斤到現在六十八公斤。她的身體質量指數為三十六，已經達國人標準中的「重度肥胖」。

其實，最困擾曹奶奶的不是體重，反而是膝蓋不舒服。這當然已經是老毛病了，這是長期操持家務的結果，加上她總認為關節痛，不是什麼大毛病，只要吃吃止痛藥、貼貼藥布就舒服些了，哪裡需要去看醫生呢？

但這一招，近年來不管用了。她的兩側膝關節，不只是不太舒服，而是連走路都會痛。上樓梯還好，下樓時就非常痛，關節也腫起來。

在子女們強力要求下，曹奶奶終於去看了骨科醫師。醫生說是退化性骨關節炎，曹奶奶自己則去買「維骨力」（葡萄糖胺）吃。

每隔一陣子，醫生會在曹奶奶的膝關節處打玻尿酸，另外，若真的很痛時，曹奶奶還是得吃止痛藥。

其實，曹奶奶也做過復健，但一來很花時間，曹奶奶又覺得沒什麼效果，就放棄了。醫師當然還勸曹奶奶減重、運動，但這可是大工程。

「體重很難減呀，走路又好痛……」曹奶奶不斷跟醫生大嘆人老了，好辛苦啊！

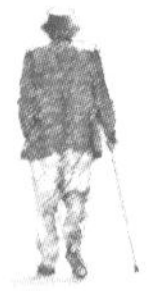

至少一半以上的老人家，有退化性骨關節炎

老人家飽受骨骼關節病痛的情形十分常見，根據統計，有至少一半以上的長者有退化性骨關節炎。

但即使是常見的骨關節炎，老人家最常抱怨會痛的，卻不是在關節，而是在關節附近的肌肉、肌腱、韌帶、滑液囊等軟組織。辨別方式是看關節處有沒有積水腫脹，若是關節急性發炎，關節處就會出現上述症狀。

肌肉骨骼病變分為全身發炎性的風濕性免疫疾病及局部病變。全身發炎性的疾病是指像類風濕性關節炎及紅斑性狼瘡。

這類的病變，常是對稱性，還會有多個部位都不舒服。除了疼痛外，早上起床時常會覺得全身僵硬，且除了關節外，還會有像是腎臟、皮膚、血液等全身性的問題。局部病變則是除了像是退化性骨關節炎外，痛風、五十肩、頸椎骨刺等也很常見。

當老年人「忍著」不看病

通常老人家會就診的最重要的原因就是疼痛，可是**很多長者有根深柢固的觀念，認為「痛？其實忍一下就好了」**，所以多半都會忍著不就醫，大概要到中等程度以上程度，實在受不了時，才會去就醫，而且**常常是在看慢性病時，「順便」說自己腰痛、膝蓋痛等**。

面對這種忍功一流的老人家，醫生要有警覺，不要輕忽長者口裡的「還好」、「沒有很痛」。

如果醫生自己可以處理，也不一定要轉骨科、復健科。因為有時老人家口頭說會去看診，但不一定會去，這反而會延誤就診時機。

幫助老人家說明自己疼痛的工具

疼痛可以用分數來分，若以完全不痛是〇分，生小孩或骨折的痛是十分，再來問病患現在病痛到幾分。

若老人家難以說清楚時，可以用「臉譜圖」來代替（見一五八頁）。難度再高一些的，例如若是失智或無法表達的老人家，也可以用「客觀疼痛評估工具」（見一五八頁）來評估。

臉譜圖

0 2 4 6 8 10

客觀疼痛評估工具

行為	0	1	2
可安撫性	不需安撫	可安撫	無法安撫
面部表情	放鬆	皺眉或驚嚇狀	表情痛苦
身體活動	放鬆	焦躁不安	掙扎扭動
呻吟或哭泣	無	偶爾	持續
呼吸	自然平順	偶爾快或費力	持續快或費力
每一項0-2分，加起來0-10分			

（感謝台大醫院提供評估工具）

不管是用哪一種工具評估疼痛，分數都是〇至十分。通常大於或等於四分，就會建議止痛治療。

另外，醫生也可以詢問老人家，疼痛從何時開始？痛多久才就醫？疼痛有什麼不同或變化？以前發生過嗎？還有沒有伴隨其他症狀等等？這些都能幫助醫師對症下藥。

除了疼痛，發炎也不能輕忽

肌肉、骨骼的問題，主要症狀會反映在疼痛上，但**若是發炎反應，如局部的發紅、發熱，或是關節腫，也不能輕忽**。

除了發炎反應外，若有僵硬、發燒、全身無力、倦怠、水腫等其他症狀，也記得告訴醫師，這些都可以幫助醫生鑑別、診斷病因。

有疼痛要做身體檢查時，最重要的是要確認疼痛的部位。若是局部性的，就要分辨是關節的問題，還是關節外肌腱、韌帶、滑液囊的問題。

關節發炎，就算是慢性的，也常會有一些積水。以膝關節為例，積水的關節活動度會受到限制，無法拗到底，而且彎起來的時候，會感覺到膝眼凸出來。

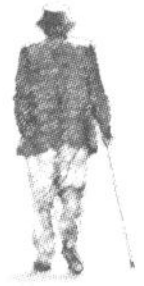

軟組織的問題，則常可找到明顯的痛點。若是韌帶有明顯斷裂，也會造成患肢某些動作特別無力。

如果是好幾個部位都有疼痛，就要考慮是否是全身性的病變。**每一個不同的疾病，都會有不同的好發部位，像類風濕性關節炎常見於手腕、手指關節，而痛風則好發在腳的大拇趾的某一指節及膝蓋等。**

如果懷疑是關節的問題，通常會照X光。但若是軟組織的問題，多數會先服藥或復健治療。

有時候可以使用局部的超音波來確定肌腱、韌帶有無腫脹，這時也可以定位局部施打麻藥及類固醇來治療。如果判斷可能是韌帶斷裂，則要做局部核磁共振來確認及商量如何手術。

各種止痛方式的分析

肌肉骨骼急性傷害或急性發作的時候，表現出來的症狀，包括紅、腫、熱、痛。治療的重點會放在止痛，減少發炎。**除藥物外，還需要休息（rest）、冰敷（ice）、包紮固定（compression）、抬高患肢（elevation），即所謂的RICE。**

至於止痛藥，骨科或復健科醫師的第一線藥物是非類固醇抗發炎鎮痛藥（non-steroid anti-inflammatory drugs, NSAIDs）。

口服的NSAIDs有數十種，不過**老年人服用要很小心，因為這類的藥品可能傷胃，造成潰瘍，甚至出血，也可能傷肝、傷腎**。

比較安全的止痛藥是使用乙醯胺酚（Acetaminophen），也就是與「普拿疼」相似的藥。

不過雖相對安全，吃多了還是會有肝毒性。**老年人不建議一天超過三千毫克（六顆）**。

如果上述兩類藥品都不能止痛，接下來的藥就會是管制藥類，大部分是嗎啡或其衍生物。

◎詹醫師給子女的貼心叮嚀

「為什麼老人家那麼能忍痛，明明身體就不舒服，還說：『沒關係，忍一忍就過去了。』」在門診時，我常常遇見老人家的子女這麼問我。

其實並不是老人家很能忍痛，是因為如果去看病，他們可能會覺得很累、麻煩，甚至對於較節省的老人家來說，可能還覺得好貴，而如果需要家人陪同看診，老人家可能會不想麻煩家人……總之，每個老人家的原因不同，只有真正的了解，才能對症下藥。

很多人害怕上癮，但不管是為了急性或慢性疼痛，老年人因服用嗎啡類藥物而上癮的機會都很低。

只是這類藥品前幾次服用時，可能會有噁心、嘔吐、嗜睡或意識混亂等副作用，建議先從小劑量試起。

類固醇也是常用的藥物，有很強的抗發炎效果，只要服用幾天，就會有很明顯的療效，可以緩解疼痛，也能改善紅腫、發熱，只是不能長期服用，以避免有免疫抑制、血糖上升、骨質疏鬆等副作用。

不再強調臥床休息，而是要適度的運動

急性發作很痛的時候，不要再多做運動。RICE的原則中，包紮的目的就是固定患部，減少活動，一直到症狀緩解。

急性疼痛改善後，就需要運動及復健，可以使用熱敷、水療、超音波等物理治療，可以增加局部血液循環，促進受傷組織復原，對局部的軟組織或關節炎都有幫助。

物理治療師也可以利用特殊的手法來改善症狀，更重要的是，治療師可以指

導如何正確地運動，來增進復原及減少進一步傷害。

肌肉、骨骼疼痛時，當然是先治療，但最重要的是仍要適度的運動。

早期醫生會建議有關節炎的病人，尤其是風濕免疫性疾病患者，要臥床，多休息，少活動。最近幾年的研究則不再強調臥床休息，而是要適度的運動，反而可以減少症狀、減少發作。

至於**何謂適度的運動，評斷也不很困難，就是當疼痛時，不要勉強活動。病情趨穩後，就應慢慢增加活動量。**

原則就是不要一下就超過身體能負荷的運動量，而是在許可範圍內，慢慢地達到目標。

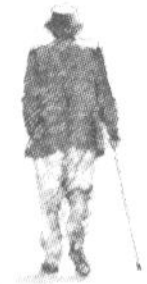

我能吃蛋黃嗎？——高血脂

運動對降血脂很重要，但必須做對運動。
舉啞鈴、伏地挺身等重量訓練，無法降低膽固醇。要做有氧運動，例如快走、慢跑、游泳、登階、騎單車、有氧體操等，才可以燃燒脂肪，改善血脂。

七十歲的秀麗姨穿上漂亮的新衣，還薄施脂粉，她高興地跟老伴揮手再見，準備要去參加大學同學會，這可是畢業近四十年後難得的聚會。

聚會挑在一家素食餐廳，雖然引起老同學阿良的抱怨：「吃素吃不飽呀！這是誰挑的餐廳啊？」

秀麗姨跟其他女同學笑著回答：「我們都不是年輕人了，還是少吃大魚大肉，多吃蔬菜，才健康啦！」

阿良點點頭：「是真的要服老了啊！因為最困擾我的就是高血壓，還有居高不下的膽固醇啦！害我這個不敢吃，那個也不敢吃，本來想趁同學會解禁一下的，誰知道……」

膽固醇太高，愈容易得到心血管疾病

膽固醇對成年人、老年人而言，應該都不陌生。常聽到有人說，這個要少吃，那個不能吃，理由都是因為怕膽固醇會太高，但**我們如果對膽固醇有正確的認識，養成良好的飲食習慣，就不用怕東怕西，讓生活這麼緊張**。

我們常說的血脂，通常包含膽固醇及三酸甘油脂（Triglyceride, TG）。膽固醇又可以分為總膽固醇（Total cholesterol, TC）、高密度脂蛋白膽固醇（High density lipoprotein, HDL，好膽固醇）、低密度脂蛋白膽固醇（Low density lipoprotein, LDL，壞膽固醇）。

以年齡來看，男性的總膽固醇會隨著年齡增加，大約五十歲時會是最高點，接著會維持平穩，直到七十歲才會下降一些。

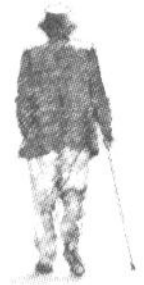

至於**女性，二十五歲之前的總膽固醇會超過男性，總膽固醇一樣會隨著年齡增加，但速度比男性緩和些，而到了六十歲以後，女性的總膽固醇會高過男性。可惜的是，總膽固醇的增加，多數來自壞膽固醇（LDL）**，而好膽固醇（HDL）反而不會隨著年齡增減，而女性的好膽固醇一般比男性高些。

總膽固醇與壞膽固醇如果太高，就愈容易得到心血管疾病，所以通常醫生會要求檢測出來數據過高的老人家，要將總膽固醇（TC），以及壞膽固醇（LDL）控制在愈低愈好。

運動＋飲食控制，更能改善血脂

生活習慣的改善，包括運動及飲食控制，是改善血脂的第一要務。

運動對降低膽固醇確實有好處，醫學研究顯示，**如果能夠持續運動三個月，平均總膽固醇會下降百分之九，三酸甘油脂降低百分之十五，好的膽固醇也會上升百分之十五**。

但若只是單純地控制飲食，那麼在一年內，男性能降低三酸甘油脂（TG）百分之八，如果是飲食加上運動，就可以降低三酸甘油脂（TG）百分之三十三。

想降膽固醇，要做有氧運動

不過在此特別提醒，運動對降血脂很重要，但**做對運動才更重要**。

有的人為了降膽固醇，選擇舉啞鈴、伏地挺身等重量訓練，練出了臂肌和腹肌，但膽固醇卻未見變化。

懊惱之餘，才發現原來想降膽固醇，要做有氧運動，例如快走、慢跑、游泳、登階、騎單車、有氧體操等，才可以燃燒脂肪，改善血脂。這個其實與預防骨鬆／肌少的運動不太一樣，所以我們會建議老人家可以做一整套暖身、有氧、拉筋、阻抗、平衡、緩和的運動，才能面面俱到。

運動最好每天半小時至一小時，每周不少於三次，但如果強度太強，或不

> **◎詹醫師給子女的貼心叮嚀**
>
> 「詹醫師，我真的不能再吃滷肉飯嗎？」在門診時，常有老人家會問我這類問題，看著他們殷殷期盼的眼神，我總是會提醒，為了自己的身體健康，忌口確實是必要的，而適量、均衡的飲食如果能再搭配上有氧運動，那麼會更事半功倍。

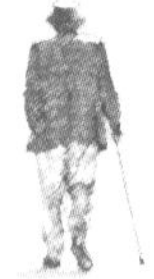

足，都不能達到效果。

想降膽固醇，少吃蛋黃、內臟、蝦蟹等

在控制飲食部分，我們體內的膽固醇，有三分之一是來自食物，其餘是來自身體合成，因此膽固醇含量高的飲食，應該盡量少吃，像蛋黃、內臟、蝦蟹等。

有研究指出，食物脂肪的種類與健康的相關性，比脂肪的總量重要，所以飽**和脂肪酸（如動物油）與反式脂肪酸要盡量避免，至於，非飽和脂肪酸（如魚及魚油）卻不能減少。**

最後，要記住的是，**若想要降低三酸甘油脂，就要少吃精緻的米、麵食，而澱粉類的攝取量，更應該減少。**

雖然**最好的方式是改變生活習慣，但大家都知道這並非易事，所以降膽固醇，降三酸甘油脂的藥物常常需要加上去，才能達到理想的控制。**

老年人常見的慢性病之一就是高血脂症，所以長者不可不慎，尤其很多研究報告都指出，有效降低高膽固醇血症（高TC、LDL）對長輩們的健康來說，是有幫助的。

更何況，血脂肪的控制與病人是否會得到心血管疾病的機率有關，所以只要能好好控制飲食、規律運動，加上保持體重不要過重，長者就能擁有健康身體。

如果不得不用藥物控制，那麼一定要到醫院做檢測，要有醫生的專業診斷，採用最適合的藥物治療，同時不要忘了，要隨時注意自己身體的變化，讓自己維持在最佳健康狀態。

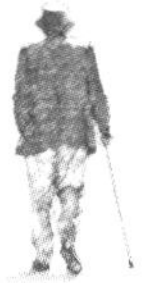

一定要控制飲食嗎？——糖尿病

有糖尿病的老人家，可能會減少十年的平均壽命，死亡率是健康老人家的兩倍，所以，糖尿病絕對不能輕忽。

六十八歲的周總在從私人企業退休前，就很愛交朋友、愛喝酒。朋友都看不出來大杯喝酒、大塊吃肉的他，竟然已有十年的糖尿病病史，因為看起來氣色一直都不錯。

周總自己還會開玩笑說：「喝酒就不怕糖尿病了。」不過，他還會再補上一句：「不要學我！」

其實在飲食及生活習慣上，周總十分小心，他總是定期檢查身體、量測血糖、吃藥。因為他認為如果要想好好活下去，就不能拿自己的健康開玩笑。

周總究竟是如何與糖尿病共處？一改平時的詼諧語氣，他嚴肅地說：「別看我好像什麼都吃，但我心裡其實是有數的，例如朋友如果請客到吃到飽的餐廳，我會邊吃邊算哪些食物吃了多少。雖然看起來麻煩，但這樣的嚴格控制是有必要的。」

雖然，周總的自在情況，讓周遭的朋友以為糖尿病不是什麼大不了的病，但這看在醫生眼裡，卻不得不一再強調，糖尿病絕對不能輕忽。

有糖尿病的老人家，可能會減少十年的平均壽命

到底什麼是糖尿病？為什麼年輕人也有糖尿病？只要打胰島素，就可以控制了嗎？飲食控制要怎麼做呢？生活上還要注意哪些呢？

什麼是糖尿病？糖尿病就是指體內的胰島素分泌不足或作用異常，使得血中的糖分無法被有效地代謝，堆積在血液中。

當血糖濃度高到某一種程度，會從尿液中排出。以前科技不發達的時候，醫生無法測得血糖濃度，只知道患這類疾病的病人，排出的尿液是甜的，這個疾病

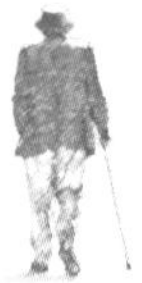

就被稱為「糖尿病」。

胰島素分泌不足，被稱為是第一型糖尿病，作用異常就被稱為是第二型。**九成以上的老人家若患有糖尿病，得到的都是第二型糖尿病**。

糖尿病是老年人常見的慢性疾病，美國六十五歲以上的老人家，有百分之十五至二十患有糖尿病，台灣則約有百分之十八的老年人有糖尿病。

糖尿病的主要症狀有三多：吃多、喝多、尿多，而且吃得多，竟然體重還會減輕。不過**也有許多糖尿病是沒有症狀的，若不是透過抽血檢查，約有三分之一的糖尿病患者不知道自己有糖尿病**。

有糖尿病的老人家，可能會減少十年的平均壽命，死亡率是健康老人家的兩倍，由此數據看來，糖尿病不能輕忽。

糖尿病有這麼嚴重嗎？其實**問題不在血糖本身，而是若是長期高血糖，會造成種種慢性併發症**。除此之外，近來的研究也發現，這些老人家特別容易有多重用藥、憂鬱、心智功能缺損（或失智症）、跌倒、尿失禁、疼痛、虛弱、行動力變差、生活功能不良等病症，這些都是必須注意的。

「前期糖尿病」是不能忽視的警訊

	空腹八小時血糖值	口服葡萄糖耐受性試驗，兩小時血糖值	糖化血色素
正常	≦99	≦139	<5.7
前期糖尿病	100-125	140-199	5.7-6.4
糖尿病	≧126	≧200	≧6.5

糖尿病診斷是看體內的血糖值數字，專家建議，**四十五歲以上的成年人，應至少抽血，篩檢空腹血糖一次。如果正常，每隔三年，再篩檢一次。**

目前的健保是給付六十五歲以上的成年人，每年一次免費的抽血、成人健檢。

多數長輩若有定期就診的習慣，醫師多會不定期地驗血糖，以了解老人家是否有糖尿病。

學者經由大規模的人口學調查，把血糖值的高低，分為三部分（見上表）。

特別要提的是「前期糖尿病」，這些病人的血糖高於正常值，但還沒有到糖尿病的程度。

可是，隨著時間進展，這些「前期糖尿病」患者有很高的機率會變成糖尿病患者。

可是**若能在「前期」就改善生活習慣，改採低卡、低油飲食，努力運動及減重，就可以避免罹患糖尿病。**

「前期糖尿病」是警訊，也是機會，做得好，就

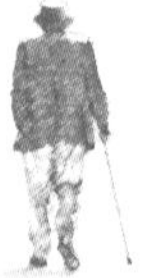

不易得到糖尿病。

家屬，要一起上糖尿病衛教課程

如果確定患有糖尿病，也不必太緊張，尤其**不要想著只要把那個親戚、朋友在吃的糖尿病用藥拿來吃吃就好了。每個人適合的藥物，不一定相同。**

糖尿病與個人的飲食、生活習慣等有很大的關係，所以**不只是自己要遵守正確的習慣，家人或主要照顧者更要配合**。要如何健康地與糖尿病共處，要請醫生及營養師評量、指導，提出具體的建議及做法。

◎詹醫師給子女的貼心叮嚀

不得不承認，糖尿病確實是滿麻煩的慢性病，除了患者得時常提高警覺外，患者的家人更需要高度的配合，例如定期量血糖、做成紀錄等，更重要的是，如何準備並烹調糖尿病患者的三餐，如有需要，可以請教醫院的營養師，或與患者一起上醫院的糖尿病衛教課程。

因為**在糖尿病的治療中，飲食、運動與藥物缺一不可**。醫師雖然可以用藥物控制病情，但若是病人飲食沒有節制，過重及不愛運動，藥物即使增量，打胰島素等，病人的血糖還是不易達到標準。

所以不只是對病人，醫生同時也會叮嚀家屬，要一起上糖尿病衛教課程。**衛教課程中最重要的是，讓病人及家屬能立即發現急性血糖過高及血糖過低（因為使用了降血糖藥物）的症狀，如何應變，及要不要送急診等**。

血糖過高的症狀有：噁心、嘔吐、皮膚脫水乾燥、心跳快速、低血壓、神智不清、昏迷，甚至死亡。

血糖過低的症狀有：冒冷汗、心跳加快、發抖、頭暈、血壓上升，意識不清、抽搐、昏迷及死亡。若很難分辨高血糖或是低血糖，就應立即測血糖。

糖尿病人都會服用降血糖藥物，或是打胰島素，病人要了解這些藥物的使用理由，用法、用量、使用頻率、常見的副作用，以及若有副作用，要如何初步處理，接著就應找醫師調整藥物。

家中要有血糖機，病人與家屬要學習如何熟練地操作，鼓勵病人在家中固定地量血糖，血壓、做成紀錄。回診時，醫師就可以了解病人的情況，以決定如何或要不要調整藥物。

量血糖的頻率要看病人的穩定度。如果病人無法經常量血糖，醫師就要三至

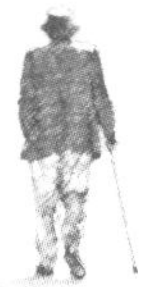

六個月追蹤一次糖化血色素，以了解病人血糖控制情形。

糖尿病患者要每天檢查自己的足部一次

糖尿病的自我照護中，也要請病人每天檢查自己的足部一次，並保持乾淨、清潔，沒有外傷。過乾的皮膚，如有必要，可以擦些乳液，防止龜裂。

運動對糖尿病患者是個很重要的好習慣，若沒有運動習慣，一開始要花點時間適應及建立習慣。

運動能改善心肺功能、改善體內組織對胰島素的敏感度、降低血壓、增加好的膽固醇、減少壞的膽固醇、減輕體重、減少憂鬱與焦慮、增進體適能與日常生活功能，也可以預防失智、降低死亡率。

因為多數銀髮族糖尿病人體重都會過重。肥胖會使體內組織對胰島素抗性增加，也可以說是發生第二型糖尿病的重要原因之一。

糖尿病患者必須控制飲食

治療糖尿病的藥物，不管是吃的，還是打的，許多都會讓病人有飢餓感，這容易讓病人吃多，自然體重也居高不下，可是不控制飲食，變胖就會讓藥物劑量也跟著增加，變成不好的循環。

因此，糖尿病確實必須要控制飲食，但這也讓很多人一聽到就十分擔心，其實糖尿病的飲食就是要均衡，以少糖、低油、高纖等為主，也就是現代人重視的養生原則。

糖尿病患者只要從一般人的六大類食物攝取均衡的營養，再看各人需要的熱量、蛋白質、脂肪及醣類的攝取量去調整，原則就是「要吃得夠營養，但切忌吃太多」。只要掌握要領，控制飲食並不難，也就不用害怕高血糖了。

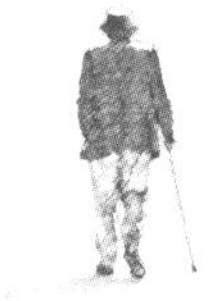

多數病患其實沒症狀？——高血壓

很多老人家覺得吃藥對身體不好，所以不願意每天服用降血壓藥物，只有在血壓大於一百五十／九十毫米汞柱時，才會服用。

血壓忽高忽低是不好的，持續服用藥物，才可以確保藥物在血中的濃度達到恆定，將血壓平穩地控制住。

清晨六時許，公園開始熱鬧了起來，高阿嬤愉快地跟崔媽媽打招呼，兩人開始慢慢地健走，一邊等著固定會加入的張太太，結果走了兩圈，卻始終不見張太太蹤影，再等了一會兒，才看到張太太的先生走來跟她們說：「我太太今天血壓太高了，她頭暈不舒服，跟你們請假一天啦。」

老人家頭暈，不等於高血壓

許多老人家都會有高血壓的困擾，有的老人家很緊張，有的則是對血壓高不以為意。

其實高血壓絕大多數沒有症狀，與頭暈也沒有直接關聯；可是，血壓的情況是身體健康情況的呈現，所以還是有必要了解血壓的變化，才能掌握自身健康。

高血壓的定義

究竟什麼是高血壓？高血壓是指收縮壓大於或等於一百四十毫米汞柱，或是舒張壓大於或等於九十毫米汞柱。

研究指出，正常的血壓應該是小於一百二十／八十毫米汞柱，也就是如果比這兩個數值高，那麼就可能提高發生心血管疾病的機率。

我們可以看以下的表格（一八〇頁），血壓的高低分為幾個等級，血壓若是超高一百四十／九十毫米汞柱，就有治療的必要，而二〇一四年美國新發布的資料中，將老年人（六十歲以上）的血壓標準放寬到一百五十／九十毫米汞柱，這

	收縮壓（毫米汞柱）		舒張壓（毫米汞柱）
正常	<120	且	<80
前期高血壓	120-139	或	80-89
高血壓第一級	140-159	或	90-99
高血壓第二級	≧160	或	≧100
六十歲以上（美國）	≧150		≧90

其實帶來很大的影響。

高血壓不是老人家的專利

很多人以為年紀大了才會血壓高，其實不然，只是年齡層不同，血壓狀況自然不一樣。

在二十歲以上的成年人當中，約三成有高血壓困擾。

依據國外統計，在六十五歲以上的老年人中，高達三分之二都有高血壓。**台灣的老年人中，則約有六成患有高血壓**。

高血壓在性別上也有差異，年輕的高血壓患者，男性比女性多，可是六十五歲以後，女性的高血壓人數反而比較多。

高血壓的症狀

很多人以為頭暈、頭痛、脖子僵硬等就是高血壓的症狀，其實多數的高血壓病人是沒有症狀的。頭暈等與血壓高，也並沒有一定的關聯性。

要了解自己有沒有高血壓，只能靠重複測量血壓。

一般來說，晨起時血壓會是最高的，所以醫生常會要老人家每天一早醒來就量血壓。大部分的專家，也**建議一天早晚各量一次，並且在固定的時間測量。**

以前自己量血壓不太方便，但現在有很多種電子式血壓計，準確度很高。手臂式的血壓計比手腕式的血壓計穩定，重複測量的數據間變異較小，相對來說，當然比較準確。

如果家中沒有血壓計，也不要忘了每次看醫師時要量血壓。**如果一年看醫生的次數不到一次，那麼最好每年要量一次血壓。**

其實大部分的縣市都有老人健檢，如果每年都參加，至少就會量一次血壓。

高血壓雖然沒有症狀，但是如果長期沒有把血壓控制好，那麼中風、心肌梗塞、心衰竭、腎衰竭、視網膜病變而失明的機率就會增高。

有一篇分析了八個大型臨床實驗的醫學論文中，證實六十歲以上、血壓大於等於一百六十／九十五毫米汞柱的高血壓患者，平均治療三年八個月後，死亡率降低百分之十三、心血管疾病相關的死亡率降低百分之十八、心血管疾病的發生率減少百分之二十六、中風減少百分之三十，而冠狀動脈心臟病減少百分之二十三。

老年人本來就是心血管疾病的高危險群，妥善治療、控制高血壓的好處，在老年人身上比成年人更顯著。

當老人家血壓忽然失控

不過，如果老人家血壓很高，可是原本一直都在控制內，卻忽然失控，或一直無法控制住血壓時，就應該考慮是否有其他疾病，例如腎動脈狹窄、甲狀腺機能亢進等。

高血壓只是心血管疾病的危險因子之一，要有效地預防心血管疾病，其他心血管疾病的危險因子都要注意。

這些心血管疾病的危險因子，有些是無法改變的，例如男性四十五歲以上、女性五十五歲以上，有早發性冠狀動脈心臟病的家族史。

其他因子，可以因治療、生活型態改變而改善，例如糖尿病、高血脂、高血壓、抽菸、肥胖、運動不足等。

要知道自己有沒有心血管危險因子，除了靠以往的病史，還需要抽血檢查。

鹽分攝取的多寡，與血壓控制好壞有關

值得注意的是，患者食物中鹽分攝取的多寡，與血壓控制好壞有關。食物中熱量、脂肪、膽固醇的含量，也與心血管危險因子有關，所以長輩的飲食習慣，也需要讓醫生在診斷時，列入考量、評估。

評估高血壓的另一個重點，是要找出有沒有器官因為長期高血壓而受損。最常見的是心臟、中樞神經系統、腎臟與視網膜，所以這些都建議要列入定期檢查，包括做心電圖、血紅素、空腹血糖、腎功能、血脂肪及尿液檢查等。

最重要的是調整生活型態

老人家面對高血壓，最理想、安全的治療方式是調整生活型態，所以**就算使用藥物，生活型態的調整也不能輕忽**。只是要改變原來的生活方式，並不容易，所以多數的高血壓患者只好靠藥物控制。

藥物的選擇要看病人的情況，因為每個人的狀況不同，醫生開的藥也會不同，因此切記，**高血壓藥物是不能給別人亂吃的**。

若是只採用「生活型態調整」治療的病人，通常會要求三個月回診一次，看看效果好不好。

但剛開始服藥的病人，會希望兩或四周後看診，主要是看有沒有副作用。

另外，有些藥物會影響血液中電

◎詹醫師給子女的貼心叮嚀

家裡若有老人家患有高血壓，子女需要特別留意老人家的是他們的用藥狀況，因為確實有些老人家會覺得吃太多藥傷胃、傷身，所以只要一量血壓是正常的，他們就會自行停藥，其實這觀念不完全是正確的。

解質的平衡，所以回診前，常需要抽血，確認一下。

最後，要看病人是否能夠按規則服藥，以及視病人情況，研究要不要調整藥物等。

持續服用藥物，才能控制住血壓

很多老人家覺得吃藥對身體不好，所以不願意每天服用降血壓藥物，只有在血壓大於一百五十／九十毫米汞柱時，才會服用。

其實**血壓忽高忽低是不好的，持續服用藥物，才可以確保藥物在血中的濃度達到恆定，將血壓平穩地控制住**。

有些病人以為藥物傷胃，所以習慣在早餐吃完後半小時服藥，可是往往一忙，就忘了吃藥。

其實降血壓藥幾乎不會傷胃，所以**建議長者，每天一醒來就把血壓藥空腹吃掉，才不會忘記。養成定時服藥的習慣，也才能增加服藥忠誠度**。

高血壓是老年人常見的慢性病之一，它需要好好的控制，才不會增加罹患心血管疾病的風險，也可以降低中風與死亡率。

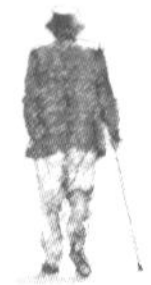

何況目前治療高血壓的藥物很有效果，老人家只需要聽從醫生的建議，擬出對自己有利的藥方，並建立正確的生活習慣與健康的飲食，高血壓其實不足為懼。

胃「糟糟」、肚子脹脹？——腸胃道疾病

不少老人家的腸胃不適是來自用藥，例如老人家若有便祕，可以回頭想想看，最近吃了哪些藥物，這有助於找出便祕的原因。

若發現原因確實是在藥物，那麼是否可以用其他類藥品來取代，或者加上軟便劑或瀉藥等來改善便祕情形。

七十五歲的阿菊嬤一向自認為身體勇健，百病不侵，只是從年輕開始就有便祕毛病，雖然不是什麼大了不的事，但總讓她覺得不太舒服，而且有點丟臉。

為了解決兩三天都無法解便的情形，阿菊嬤找偏方、吃瀉藥，但可能因為年紀大了，子女總擔心這樣不太好，害怕會不會吃出什麼腸胃毛病，只是阿菊嬤一

想到要照胃鏡、大腸鏡，她就心驚驚。

阿菊嬤找各種理由抗拒就醫，直到有一次，她連續五天都無法解便。

她愁眉苦臉地抱怨：「一肚子大便，真的好難過。」才不得不看診。

在做了腹部X光等檢查後，原來是之前因為她背部壓迫性骨折痛得不得了，當時醫師開了管制類的止痛藥給她，沒想到，這卻讓她的便祕更嚴重了。

後來當阿菊嬤停止吃止痛藥，加上軟便劑後，她的便祕情況就改善了。

阿菊嬤的鄰居，比她年長五歲的彬爺爺也是以身體不錯而自豪，只是他的血壓有點高。

可能是平常對自己的身體太有自信了，彬爺爺在公園健走時，沒留意到公園裡鋪的新步道磚比較滑溜，他摔了一跤，送醫後，還好只有一些肌肉拉傷，沒有骨折。

醫師怕他痛，開了止痛藥。彬爺爺吃完後，疼痛雖然緩解了，但腸胃卻很不舒服。

彬爺爺一開始也沒當回事，以為是自己吃壞肚子，他就找了成藥吃。

沒想到居然開始解黑便，然後頭昏，彬爺爺被送到急診，一檢查，竟然發現有十二指腸潰瘍。

醫師懷疑是止痛藥造成十二指腸潰瘍出血，後來經過治療，彬爺爺的情況才好轉。

不少老人家的腸胃不適是來自用藥

老人家常常會覺得腸、胃不太舒服，例如胃「糟糟」、上腹部脹脹的、消化不好等等，但到底是什麼地方出了問題？而聽到父母的抱怨，子女也多半會安排讓老人家去照胃鏡，看看怎麼回事。

根據統計資料，照胃鏡的人之中，大約有四成，可以明確診斷出胃潰瘍、胃食道逆流、胃癌等，所以也就是**有六成的人胃鏡照出來是正常，但不適的狀況仍未解除，這些人就稱為「功能性胃不適」**（functional dyspepsia）。

對於「功能性胃不適」，雖然不見得能找到解決辦法，可是做了胃鏡檢查，沒有發現大毛病，至少可以讓老人家比較放寬心，不然他們會一直以為自己得了什麼嚴重的病。

其實，不少老人家的腸胃不適是來自用藥。

大家都有這樣的經驗，去看醫生時，醫生開藥前先提醒，這個藥可能傷胃，所以會加胃藥。

不過**大部分加的胃藥，其實並沒有很好預防潰瘍的效果**。

根據統計，服用非類固醇類的抗發炎止痛藥（NSAIDs）的老人家，產生潰瘍的機會高達正常人的五倍。

相關的併發症，如出血、穿孔等的機會也很高，因此若是需要服用NSAIDs，要特別留意可能會對腸胃造成不適，所以**也許可以考慮是否要換藥，或者再加上預防潰瘍的藥等**等。

老人家便祕的原因

便祕確實是讓很多人痛苦又難以啟齒的問題，**大約有三成的老人家會**

◎詹醫師給子女的貼心叮嚀

便祕對老人家而言，往往會覺得不是什麼大毛病，所以常常置之不理，但其實還是會為老人家的生活帶來不便。

如果經過檢查，確定身體沒問題，那麼子女可以多鼓勵老人家多喝水、多運動、多吃水果，以及為老人家烹調三餐時，多些青菜，或許就能解決老人家的便祕問題，畢竟這些生活習慣的調整要比服用藥物來得健康多了。

有這樣的問題，且女性又多過於男性。

有些人的便祕是從年輕時就有的習慣性便祕，**但若是以前都沒有這類問題，突然發現排便不順，就需要檢查，找出原因。**

同樣的，會發生便祕，**除了生活習慣之外，也常與服用的藥物有關，例如鐵劑、胃乳片、鈣片、鈣離子阻斷劑類的降血壓等藥物，都會有便祕的副作用。**

老人家可以考慮換藥

老人家若有便祕，可以回頭想想看，最近吃了哪些藥物，這有助於找出便祕的原因。**若發現原因確實是在藥物，那麼如果可以用其他類藥品來取代，當然最好。若是不能替換藥物，只好加上軟便劑或瀉藥等來改善便祕情形。**

除了藥物以外，若是有腸躁症、脊椎受傷、糖尿病神經病變等，也很容易造成便祕，或是長者平時攝取水分、纖維素不足，運動量低，也都可能便祕。

服用藥物雖然可以解決便祕問題，但平時還是應該讓老人家養成多喝水，多吃青菜、水果，多運動的生活習慣。

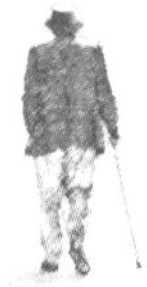

突然發生的腸胃症狀，要格外注意

不少人從年輕時就有腸躁症，也就是腹痛、腹脹，加上便祕或拉肚子，有些人則常是便祕與腹瀉交替出現，十分惱人。

既然腸躁症不是突發的，很多老人家也都有自己一套「治療」腸躁症的撇步，可是若本來沒有，卻突然有類似腸躁症的症狀，那麼就要先評估，有沒有別的問題。

因為標準的腸躁症病人，雖然會拉肚子，但很少會半夜痛醒起來拉，也很少有體重減輕、血便、黑便，或是合併貧血的現象，所以如果有這些不常見的症狀，建議做大腸鏡檢查，如有必要，也可以做腹部電腦斷層，看看有沒有腫瘤、憩室、缺血性大腸炎或炎性腸病症等疾病。

治療腸躁症是要控制住症狀，但最重要的是，要讓老人家知道，這個疾病雖然會不太舒服，但是並不會有生命危險，也不是可怕的癌症，所以不用恐慌。

醫生在治療時，會視症狀給藥，例如腹瀉就開止瀉藥，便祕就開軟便藥或瀉藥，肚子絞痛，則給抗痙攣的藥等。

在各種器官中，肝膽腸胃是老化比較不明顯的系統。

老祖宗的經驗告訴我們，**老人家只要能夠正常進食、排便順暢，就代表可以維持基本的生活品質**。相對上，也比較健康。

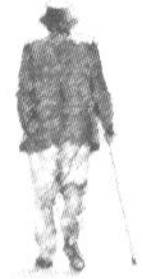

老人家罹癌，怎麼辦？

在台灣，我們都以為老人家若是知道自己得到了癌症，會失去活下去的動力，所以家屬都拚命隱瞞，可是事實上老人家並沒有這麼脆弱，加上現在醫學發達，子女的擔心有些可能是多餘的，也有不少長者抗癌成功。

高齡一百歲的人瑞李阿嬤，最近不太愛進食，她一直瘦下去，家人送她到醫院就診。

初步的檢查，懷疑阿嬤是罹患肺癌，但若要進一步確診，就需要做一些檢查，而這些檢查，包括穿刺、切片、化驗等侵入性檢查。

考量到阿嬤的年紀，家人猶豫到底要不要做這樣的檢查？以及若最後確定是癌症，要不要繼續接受治療？

當我對阿嬤的兒子分析病情，以及說明一般例行所需要的檢查、未來可能要做的治療後，兒子面色凝重地對我說：「這些我目前無法做決定，我要再問問我其他的兄弟姊妹。」

後來，等到阿嬤的長子從美國趕回來。全家在開過家庭會議後，決定「不處理」。

他們認為，阿嬤已活了這麼大把年紀，若要開刀，再加上化療，恐怕身體會禁不起這樣的折騰，而且也太痛苦了，所以後來大家決定以減緩阿嬤的疼痛為主要治療方式。

不過，阿嬤的家人並沒對阿嬤隱瞞病情。阿嬤在得知後，對家人說：「我都已經一百歲了，我很同意小孩子們的想法。我希望在人生的最後階段，能平靜面對，不要有痛苦，我也決定放棄急救。」

七十八歲的魏奶奶長年有肚子痛的毛病，她根本不以為意。

去年禁不起女兒一再要求，魏奶奶終於答應接受檢查，檢查結果發現是大腸癌。

兩個女兒討論很久，還無法決定究竟要不要告訴魏奶奶。

不過，當魏奶奶看到兩個女兒常常背著她小聲跟我說話，多少也對自己的病

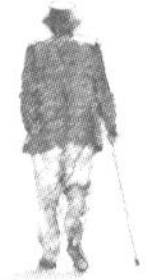

情心裡有數。

她告訴女兒們：「我都七十多歲了，沒什麼好怕的，你們就誠實跟我說吧。」

後來，魏奶奶不但坦然面對，還打起精神，配合治療。

為什麼老年人比年輕更人容易罹癌？

多年來，癌症高居國人十大死因的前幾名，癌症的盛行率居高不下。但這幾年，醫學更加發達，癌症的治療也更進步，存活率更一再提升。**癌症已從傳統的不治之症，到現在是「預後較差的慢性病」**。

以銀髮族來說，有**約半數的癌症是發生在老年人身上，而因癌症致死的個案中，則有六成是老年人**。

為什麼老年人比年輕人容易得到癌症？其實，癌症的產生本來就需要很長的時間，正常的細胞要經過多次的基因突變，才能變成癌細胞，而每次突變都需要時間。

在這一段期間，人也漸漸老化，所以癌症的產生可能與很多慢性病類似。**人**

只要活得愈久，得到的機會也就愈大。

每次只要細胞一產生突變，有一部分確實能利用體內的修補機轉來挽回，但是隨著年紀增長，修補的功能也變差，所以老年人得癌症的機會就會上升。

另外，體內的免疫系統，如果發現癌細胞，可以發動所謂的殺手細胞來清空不良分子，但**免疫功能也會隨著年齡增長而下降，所以這也會增加老年人罹癌的機率**。

老人家，可能會延誤癌症的診斷

不過，不管是哪一種癌症，老人家要得到正確的診斷，似乎比成年人更為困難些。

因為癌症的臨床症狀，常常沒有特異性，例如大腸癌的表現可能是大便帶血，但是大便帶血也可能是痔瘡、息肉、潰瘍等良性疾病造成的。

老人家得到這些良性疾病的機會，常比惡性腫瘤的機會高，甚至良性與惡性的疾病，還會同時存在。

不管是長者或是醫師，若找到一個疾病可以解釋臨床的症狀，可能就不會再

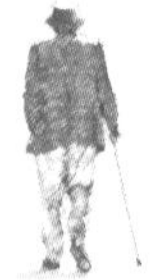

做下一步的檢查，何況老人家多半很怕一些侵入性的檢查，如大腸鏡等，而這些都可能會延誤癌症的診斷。

老人家罹癌，要不要治療？

但當然也不是每個老人家只要有不適症狀，都要懷疑是癌症，都要詳細檢查，多數是看長者與家人商量的結果，再由老人家與家人共同決定要做什麼樣的處置。

從病患到家屬或醫師，都會擔心長者年紀大了，會難以承受積極治療的流程。不過，**老年科的醫師多認為，要不要接受治療，年紀絕不是決定因素。如果能夠有「周全性老年評估」，對於要不要接受癌症治療很有幫助**。

若發現老人家罹患癌症，可以從病患生理（各種疾病）、心理（有無憂鬱、失智等）、社會（有無良好的家庭支持），及生活功能（各項日常生活活動是否可以自理）等方向評估，依照評估結果，分成三大類。

1. **相對健康的長者**：建議採取與成年人相同的治療方法，該做的手術、化療、電療都比照辦理，要消除腫瘤。

2. **「虛弱」長者：**建議採支持性療法，與癌症和平共存。治療的同時，也要兼顧生活品質。

3. **「易受傷害」（vulnerable），但又不到很虛弱的老人家，也就是在第一類與第二類間的長者：**他們因為有一些問題，所以暫時無法接受積極的治療，但如果經過營養補充、復健、調養等，待恢復到第一類，還是可以積極治療。

要不要讓老人家知道他們罹癌？

至於檢查結果，如果發現是癌症，究竟要不要讓病人知道呢？西方的醫學教育都強調，只要病人的意識清楚，有決定能力，就應該由本人決定，而且除非本人同意，否則醫師不會對其他人說明。

但在台灣，我們都以為老人家若是知道自己得到了癌症，會失去活下去的動力，所以家屬都拚命隱瞞，可是事實上老人家並沒有這麼脆弱，加上現在醫學發達，子女的擔心有些可能是多餘的，也有不少長者抗癌成功。

因此遇到家屬考慮要不要告知長者病情時，我建議可以從以下幾個角度來考量。

1.很多癌症都可以治癒，或是能夠長期的控制，所以癌症已經不再是不治之症。只要配合治療，有很好的控制及醫療照護，其實，是可以打敗癌症的。

2.以目前的情況來看，七十五歲以下的銀髮族群，對自我健康的要求很高，也很了解健康資訊，為人子女其實很難隱瞞病情，所以，不如好好

◎詹醫師給子女的貼心叮嚀

當家裡的老人家罹癌，子女或照顧者所面臨的煎熬，除了必須決定要不要治療、如何治療外，還必須面對要不要告知老人家罹癌的難題。

考量到老人家的年紀、個性、身體狀況等等，有些子女會選擇隱瞞，這當然可以理解，但或許子女也可以換個角度設想，例如如果自己是老人家，會不會希望知道自己得了什麼病，總之，這不是一件容易的事，但也沒有標準答案，需要的是通盤考量。

面對，病患、家人與醫師一起討論及面對抗癌計畫。

3.家人如果選擇不告知長者癌症病情，多半是擔心長者有壓力、打擊太大。但就如同上面所述，長者看得夠多，他們對自己罹病的事，不見得就無法接受。

4.但如果家人最後決定不告知，在治療時要做的醫療很多，這些並不容易對病人隱瞞，而且治療過程中，常會有許多副作用，或是治療的效果不如預期，病人反而會懷疑到底是怎麼回事，因此倒不如事前就充分告知。

銀髮族比一般人更可能需要面對癌症的威脅，萬一不幸罹癌，不要恐慌，家人要與長者、醫療團隊充分配合，才能做最有效的治療。

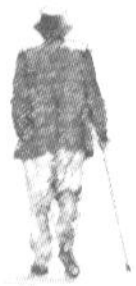

瘦到要昏倒？——虛弱

老化雖然是虛弱症最重要的病因，不過醫師發現，許多的疾病會導致或加快虛弱的發生。

像是家人往往會發現原本情形不錯的老人家，如果因為某些病症，不得不住院，出院後，即使病症已痊癒，但整個人會變得虛弱許多。

一大早就聽到鄰長伯急嚷嚷：「快點快點，快叫救護車，莊阿婆昏倒了……」

等到救護車呼嘯而來時，鄰居們伸長脖子地朝阿婆家看，只見阿婆被擔架抬出來時，瘦到只見皮包骨。

一聽到嗡嗡的吵雜聲，阿婆微微張開眼睛，她勉強擠出笑容，安慰鄰居：「不用擔心啦，我只是沒什麼力氣……鄰長伯太緊張了。」

等到救護車開走了以後，大夥兒七嘴八舌地討論了起來。

聲若洪鐘的陳嬸大嗓門地說：「夭壽喲，一定是她後生沒有給她吃東西，才會瘦成這樣！」

鄰長伯連忙制止陳嬸說：「你不要亂講啦，人家兒子很孝順，阿婆只是身體虛弱，不是被虐待啦……」

又有人說：「那一定是阿婆太節省，都捨不得吃。兒子從台北帶回來的雞精、人參什麼的補品，都被她收起來，說用不著。」

其實鄰居都知道，阿婆的獨子在台北上班。阿婆曾經與老伴北上與兒子同住，但實在住不習慣，後來又搬回鄉下。

前幾年老伴過世後，生性節儉的阿婆，可能是捨不得吃，沒想到一直瘦下去，這回還昏倒。

像阿婆這樣虛弱，是一種病嗎？有沒有一定的判定標準呢？

八十五歲以上的老人家，有近一半是虛弱症

近十多年來，有關虛弱症的研究，是世界各國老年醫學的熱門科目之一。目前可以使用的評估工具有很多種，部分也翻譯成中文版，也都經過有效認證。依照美國與歐洲國家的研究，**六十五歲以上的銀髮族，有百分之十至二十五患有虛弱症候群，而且年紀愈大，機會愈高**。

八十五歲以上的長者，將近一半符合虛弱的臨床定義。

在長達五到七年的追蹤後，虛弱老人比健康老人容易跌倒、受傷、失能或殘障、住院、住進養護之家，當然死亡率也較高，而台灣國衛院、榮總、台大、中國、中山、成大等單位做出來的研究，也是類似。

從虛弱症的定義，可以看出來，**虛弱症候群主要是多個生理系統的退化**。

下列三個系統是最主要的虛弱症病源，而且這些系統的失調會互相影響，以及惡性循環。

一、肌少症（Sarcopenia）：

人體的肌肉質量，在三十五歲左右達到顛峰，接下來就會慢慢流失，流失的

速度隨著年齡而上升。

七十歲以上的銀髮族，每十年喪失百分之十五的肌肉。在這個過程中，大部分的人並沒有變瘦，而所失去的肌肉，漸漸地被結締組織與脂肪組織取代。

臨床看得到的徵狀是肌肉無力、疲累、運動耐受力不足、平衡失調、步態不穩、易跌倒、活動力下降、體溫調節能力不良，與胰島素抗性增加，亦即容易得糖尿病與心血管疾病。

近五年來，肌少症是虛弱的指標中最受到重視的一個，有許多很新的研究，也有新的定義，請參考本書八十四頁〈爸媽走路愈來愈緩慢，我們無需擔心？〉。

二、免疫系統失調（Immune Dysfunction）：

老人家的免疫功能會因老化而變差，所以老人家們比較容易得到感染，而一旦感染，也比較不容易治癒。

三、神經內分泌系統失調（Neuroendocrine Dysregulation）：

銀髮族的神經系統互相協調與微調的能力變差，臨床上的表現是對外來的刺激，產生反應的時間變長，而刺激消失後，已有反應的神經系統恢復正常的時間也變長。

內分泌系統的失衡，又可以分為四部分：

1.壓力反應荷爾蒙（Stress Response Hormone）：

包含腎上腺素、正腎上腺素與腎上腺皮質素。它們的分泌會讓人心跳加快、血壓上升、反應迅速、力氣變大，以對抗外來的壓力。**老人家面對外來壓力時，快速分泌的量與速度都變慢，所以無法有效地做出反應**。

2.雌性素與雄性素（Estrogen and Testosterone）：

不管是男性或女性，這兩種激素的分泌都會隨著年齡增長而下降，只是女性有停經期，雌性素下降的速度，在這段時間較為快速、明顯。它們的下降會造成骨質疏鬆、肌力退化與增加心血管疾病的機率。

3.生長素（Growth Hormone）：

生長素要在人體內發生作用，除了分泌量要足夠外，還需要有規律、搏動性的分泌。

老化會減少分泌量，也會破壞分泌的律動性。臨床上就是骨質疏鬆與肌力退化。

4. 脫氫表雄酮（Dihydroxyepiandrosterone, DHEA）：

有人將此激素稱為青春素。它是一種腎上腺分泌的激素，分泌的高峰在二十歲左右。

分泌不足，會造成肌力退化與免疫功能下降。

◎詹醫師給子女的貼心叮嚀

以往，大家都覺得人老了，就一定會愈來愈虛弱，但隨著大家平均壽命不斷提高，每個人退休後仍可能有二、三十年的時間，如何活得健康、有意義，成為最迫切的問題。

我建議必要時，可藉著「周全性老年評估」，讓大家有機會把自己或身邊的老人家照顧得更好。

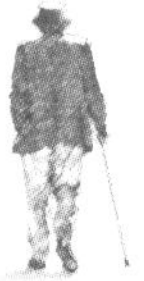

老人家住院、患憂鬱症等，也會導致虛弱症

老化雖然是虛弱症最重要的病因，不過醫師發現，許多的疾病會導致或加快虛弱的發生。

像是家人往往會發現原本情形不錯的老人家，如果因為某些病症，不得不住院，出院後，即使病症已痊癒，但整個人會變得虛弱許多。

還有些是憂鬱症的病人，常會覺得做什麼事都提不起勁，沒有什麼精神，吃不下東西，對自己的健康情況也不在意，也會變得更加虛弱。

其他像心衰竭、慢性肺病，因運動會喘而活動量不足，肌力一日不如一日。

除此之外，癌症患者，因癌細胞的侵蝕，也會元氣大失，至於慢性感染、慢性發炎、末期失智症患者，也都比較容易虛弱。

老人看病，需要「周全性老年評估」

這裡要**特別提出「周全性老年評估」的概念，就是要從老人家的生理、心理、社會等各方面都要考慮到，不只是病況本身，還要了解個人意願、需求、家**

庭的資源有什麼樣的支持等，再由老年評估小組提出全面的治療計畫，目標是要治癒可逆性的疾病，控制慢性疾病，強化身心與社會功能。

例如虛弱症的病人，就可以在經過周全性評估後，找出一些病狀的蛛絲馬跡，加上進一步的檢驗。若是不明原因的瘦下來，就要考慮老人家是不是罹患癌症。

有時是需要改變用藥，也有時候會建議支持性治療。例如**老人家營養不良時，就要給予營養補充劑；肌肉無力的話，要提供復健或運動訓練，增加蛋白質；若虛弱到無法生活自理，就要建議家人請看護**等。

也就是**周全性評估絕不只是診斷、給藥，更要加強病人生活、家庭等情況的評估與非藥物處置**。

虛弱症候群其實不是新的疾病，老化與疾病造成的生理機能退化，才是虛弱產生的原因，這時就要靠周全性老年評估與兼顧生理、心理、社會的治療計畫，才能更有效的改善。

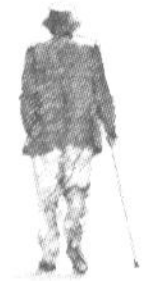

一個小動作就喘不停？——心衰竭

心衰竭最重要的是必須限制鹽分攝取及限水。病人一天攝取的水分，最好不要超過一到一點五公升。

需要特別注意的是，「水分」還包含食物中的湯、水果中的水及任何飲料都要算在內。

出版社的曉敏總編輯一改平日的幹練精明模樣，一早就精神不濟地出現在辦公室。她身上明顯的疲累，讓大家都關心地問：「怎麼啦？」

原來總編輯的父親前幾天因為心衰竭住院，情況一度危急，目前仍在加護病房治療中，幸好情況已好轉。

總編輯說，八十歲的老爸原本就有高血壓及心衰竭的情況，以前也曾因心衰竭住院。老人家怕麻煩子女，有病痛都忍耐，所以他們都以為病情不嚴重。直到有一天，她回家探望父親，發現父親臉色不太好，連講話都很費力。她問了父親，父親告訴她，晚上睡覺也沒辦法躺平，必須要加高三個枕頭，才不會喘。

曉敏直覺情況不對，半強迫地逼父親去就診。

什麼是心衰竭？

一般人一聽到「衰竭」，心裡就非常害怕，以為很嚴重。其實只要好好治療，有效的控制，就可以延緩心臟功能的惡化。

心衰竭分為兩種，第一種是當心臟每次跳動，無法打出足夠血量到大動脈，下游的器官、組織得不到養分，病人會出現疲倦、全身無力，或手腳沉重、夜尿、少尿、意識混亂、失眠、頭痛、焦慮、記憶力不良、做惡夢等。

病人在休息時，症狀往往不明顯，但是當運動時，需血與需氧量大增，可能

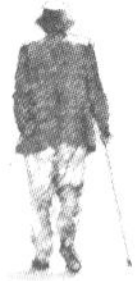

就會喘。

第二種是當靜脈的血液無法有效地灌注到心臟時，一路回堵，造成體液過剩。

堵在肺部的血管稱為肺水腫，堵在肝臟則造成肝水腫，後者常會覺得右上腹脹痛。

堵在腸道，病人通常會覺得吃不下、腹脹氣等。

心衰竭的治療分為急性發作期及慢性期。急性期最難過的症狀是喘不過氣來，這些病人常常需要住院治療。

喘到不行的人，可能需要插管接上呼吸器來度過難關。

「慢性期」的治療，通常針對的是相對穩定，只需要門診追蹤的病人。

◎詹醫師給子女的貼心叮嚀

對老人家來說，所有的慢性病，在生活習慣的調整上，包括飲食與運動，都要與用藥配合，才會有最佳的效果。

只是，調整生活習慣，說起來簡單，做起來其實並不容易，尤其有些老人家更會很「魯」地說：「我是還能活多久？我一定要過得這麼辛苦嗎？」這時，子女或照顧者也只能以最大的耐心傾聽與安慰了。

這些病人的藥物處方原則，就是我一再強調的start low go slow，一開始先用很少的劑量，等適應後，再慢慢加量來達到最佳的疾病控制。另外，病人的自我照顧也很重要。

鹽分及水的攝取限制

慢性病要得到良好控制，病人與家屬的努力，其實與用藥一樣重要。

心衰竭最重要的是必須限制鹽分攝取及限水。病人一天攝取的水分，最好不要超過一到一點五公升。需要特別注意的是，**「水分」還包含食物中的湯、水果中的水及任何飲料都要算在內。**

所以除了三餐外，一天只能喝五百至八百西西的飲料。

在此提供一個容易算又好記的飲水方式，例如一早就準備一個能裝滿五百西西水的杯子，然後規定自己這一杯要撐到晚上睡覺。

所以渴的時候，只能小小的一口一口喝水，另外，**需要每天量體重，如果今天的體重比昨天超過五百公克，那麼就表示攝取過多的水分。**

除此之外，剛出院的病人，或是一個小動作就會喘的病人，可能需要「心臟

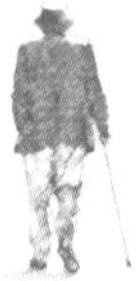

復健」，這部分就需要由復健師提供協助。

其實心衰竭並不可怕，只要與醫師配合，找出潛在致病因，合理使用藥物，或其他治療，並節制水分、鹽分的攝取，適度的運動，大部分的病人都可以享有不錯的生活品質。

如果真的劇烈發作，很喘，必須趕快讓老人家馬上就醫，才能提早獲得控制，以免要住到加護病房。

心臟亂跳到快昏倒——心律不整

老人家若因心悸、頭暈、胸悶等症狀就診，要記錄多久發作一次、每次持續時間、是否有什麼誘發因素、如何停止的、以前有無就醫、有沒有心血管疾病等。

對身體了解得愈詳細，就醫時就愈能提供更多訊息給醫師，醫師也才能做更正確的診斷與治療。

七十八歲的陳奶奶一直患有高血壓，老伴早就過世的她，跟兒子、兒媳與兩個還在讀大學的孫子同住。

陳奶奶自認不是嚴格的婆婆，但婆媳間還是難免有些意見不合。前幾天，為了端午節要吃哪一種粽子，她和媳婦的意見不同，說著說著，就忍不住大聲了

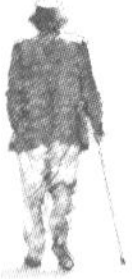

起來。

陳奶奶一時激動，覺得血壓高了些，胸口也覺得悶痛，在休息後，雖然感覺好些，但沒多久，卻又覺得心臟亂跳到快要昏倒，媳婦嚇到趕快把她送急診。診斷的結果，陳奶奶是心律不整。

老人家最常見的心律不整——心房纖維顫動

在解釋什麼是心律不整前，要先了解在各種心律不整中，心房纖維顫動是老人家最常見的心律不整。八十歲以上的長輩，大約高達百分之八，都有此類的心律不整。

心房纖維顫動不見得會時時感覺得到，曾有學者在有心房纖維顫動病史的人身上，裝上心電圖監視器，結果九成以上有心房纖維顫動者會反覆發作，但這些病人卻沒有感覺，而且就算發作持續了四十八小時，還是大約有一成七的患者根本沒感覺。

百分之四十的病人覺得自己有心房纖維顫動發作症狀時，心電圖卻是正常的，因此不能只憑症狀診斷。

心房纖維顫動發作時，常見的症狀為心悸、胸悶、心跳不規則、頭暈、運動耐受性不足、呼吸困難等。

如果一分鐘心跳速率太快或太慢，讓心臟無法提供足夠的血液至全身血管，可能就會產生低血壓、暈倒，甚至猝死，所以常有人發作時因為心跳太快而暈倒。

要記錄多久發作一次、每次持續時間等

心房纖維顫動要如何預防？它會發生，常常是由高血壓、冠狀動脈心臟病、風濕性心臟病、心衰竭等其他疾病誘發，或是病人有甲狀腺機能亢

◎詹醫師給子女的貼心叮嚀

如果老人家有心律不整的問題，那麼子女或照顧者需要特別留心的是，當老人家發作時，除了聯絡送醫外，也必須記錄下老人家的發作情況，例如持續多久、可能是什麼原因造成的等等，以提供給醫師，方便醫師做判斷與診治。

其實不只是心律不整，如果老人家生病了，他們在面對醫師時，有時可能是記憶力不佳，有時可能是不方便啟齒等等，那麼子女或照顧者在旁幫忙提醒，對於醫師的診斷其實大有幫助。

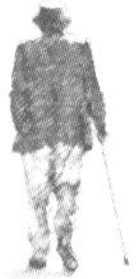

進、肺部缺氧、手術後、酒精中毒等。

長輩在做健康檢查時，有時會照心電圖，看看自己的心臟狀況，所以有老人家就是做心電圖時，才發現自己有心房纖維顫動。

輕度的患者，會因心悸、頭暈、胸悶等症狀就診。**若有這種情形，要記錄多久發作一次、每次持續時間、是否有什麼誘發因素、如何停止的、以前有無就醫、有沒有心血管疾病等。**

對身體了解得愈詳細，就醫時就能提供更多訊息給醫師，醫師也才能做更正確的診斷與治療。

如果心跳太快、生命徵象不穩定的病人，治療的第一步是維持可接受的血壓與心跳速度。病人通常是在急診或加護病房，利用點滴、藥物等來達到穩定病人的目標。

心房纖維顫動病人若是生命徵象穩定，則可採「心律控制」（rhythm control），設法把不規則的心率變回竇性心率，或是「心速控制」（rate control）。

不論選擇心速控制或心律控制，回復了竇性心律後，不建議一直用抗心律不整藥物。因為這一類藥物的副作用不少，也有病人心室對心房纖維顫動的反應會忽快忽慢。藥物不易控制，也只好改用人工節律器來控制心跳。

心房纖維顫動是老人家最常見的心律不整，如果不能找出病因，對症下藥，會增加死亡風險，不能輕忽。

就診時，醫生會詳細檢查，做最適當的處置。不管選擇哪一種治療模式，病人與醫師需要通力合作與密切配合，才能有最好的效果。

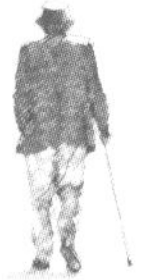

我要洗腎了嗎？——急性腎臟病

腎臟是代謝藥物最重要的器官之一，大部分人會老化，為避免造成腎臟的沉重工作負擔，許多藥物最好在開立前，都要知道病人的腎功能，然後依功能程度來調整劑量。

六十六歲的莊伯伯總覺得自己這裡不舒服、那裡痛的，所以只要有人推薦好用、有效的偏方、草藥，他往往就迫不及待的試試看，有時還會拜託在國外的友人帶回國外的養生藥品。

他總是告訴親友：「藥嘛，就是有病治病，無病強身，沒什麼關係啦。」

對他這種不經醫生處方就亂吃藥的情形，家人都很緊張，因為未經醫生診斷就亂吃藥，會造成腎臟的負荷太大，嚴重的話，可能還要洗腎。

與莊伯伯相反的是陳大嬸，她因為看著父親晚年洗腎，飽受折磨，又聽人家說吃藥會影響腎臟功能，所以她嚇到即使身體不適，也不想吃任何藥物。

陳大嬸堅持要讓它自然好，即使兒女加上醫師一再保證藥物很安全，她仍不為所動，以至於原本一開始只是小病痛，卻拖到很嚴重，最後不得不住院治療。

腎功能，每年平均會下降約百分之一

腎臟的確很重要，因為它是維持身體水分及電解質平衡最重要的器官。任何器官都會隨著年齡增加，功能也跟著老化，我們的腎功能，每年平均會下降約百分之一。

腎臟是代謝藥物最重要的器官之一，大部分人會老化，**為避免造成腎臟的沉重工作負擔，許多藥物最好在開立前，都要知道病人的腎功能，然後依功能程度來調整劑量**。

值得注意的是，每位長者的腎臟功能退化速度會不一樣。在美國一個二十年

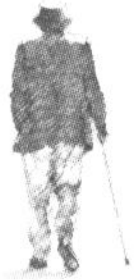

的追蹤研究案裡，只有三分之二的受測者，有腎臟功能退化情況，其他三分之一，在這二十年的追蹤中，腎臟功能並沒有變化。

因此雖然每個人都會老化，但如果老人的醫療照護做得好，就能比照成年人的醫療照顧處理。

當然如果老人家腎臟功能欠佳，又有其他疾病，就需要更多層面的考量。

成年人也會患腎臟病

不過，即使腎臟老化，仍可以維持多數生活上的需求，只是若遇到天氣變化、環境改變等，像天氣燠熱、

◎詹醫師給子女的貼心叮嚀

老人家身體一有異狀，就跑醫院，找醫師看診拿藥，或是老人家明明身體不適，卻無論家人好說歹說都不肯去看醫生，這兩種老人家，都是我在門診時常常聽到子女抱怨爸媽的。

我總是提醒子女，藥物使用得當，其實能幫助老人家有更好的生活品質，所以不妨去觀察老人家真正在乎的原因是什麼，這樣比較能真正解決問題。

老人家不想動，疏忽了補充足夠的水分，就可能出問題。

因為新陳代謝本來就是要靠腎臟的調節，天氣熱，排汗多，就需要減少尿液排出，才能維持體內水分與電解質的平衡。

可是如果腎臟老化，那麼反應就可能慢半拍，就會有脫水、血壓降低、意識狀態漸不清、血鈉異常，甚至急性腎功能衰竭等。

一般人一聽到「腎衰竭」，常常就非常驚慌，擔心要洗腎，所以有專家建議應改以急性腎臟傷害（acute kidney injury）來取代急性腎衰竭。

值得注意的是，急性腎臟病不只會發生在老年人身上，成年人也會。不過，老年人急性腎傷害後，只要治療妥當，預後與成年人相當。

未必要一直洗腎

至於腎衰竭，若嚴重到某種程度，可能要暫時洗腎。

不過年齡並非唯一考量，如果老人家相對健康，又有運動習慣，例如因為感染肺炎，造成敗血性休克而有急性腎臟傷害，需要緊急洗腎，但因為老人家都維持在健康狀態，在洗腎一陣子後，腎功能極可能就會恢復，不必一直洗腎，因此

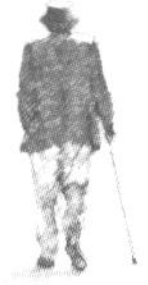

緊急洗腎對健康的老人家來說，反而是比較好的治療方法。

急性腎臟傷害多數都要住院觀察、治療，但只要能謹慎評估，確定病因，就都能做最妥適、有效的治療。

我需要戒菸嗎？——冠心症

有冠心症的老人家，戒菸是第一步，剛開始戒菸會很難，但可以用一些方法，例如向家人及親朋好友宣布為了健康理由要戒菸，讓大家一起督促執行，或尋求戒菸門診的專業幫忙等。

看著董氏基金會的孫叔叔帶著笑容，卻又有點嚴肅地提醒大家要戒菸的海報，六十五歲的袁伯伯頭一次有點心動地想要戒菸了。

但對於十五歲就抽第一根菸，到現在與菸為伍五十年的他來說，菸哪有那麼容易戒，雖然有幾回被老妻、女兒硬逼著戒菸，當時，他不得不裝模作樣忍了幾天，但後來工作壓力大，加上心情煩悶，就又破戒了。

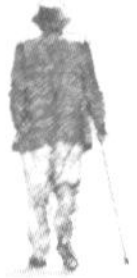

這樣屢戒屢敗了數回後，妻女也懶得管他了。

但最近，袁伯伯老是覺得胸口悶悶的，好像有一塊大石頭壓在他胸前，走起路來，感覺也比以前喘。

他懷疑是菸抽太多，但他不敢跟老伴說，怕又要被碎念，他悄悄跑到醫院看醫生。

醫生一聽他的抽菸史，就立即要他戒菸。

袁伯伯嘆了口氣，丟了菸頭。心想這回再不戒菸，恐怕老命不保。

若有冠心症，戒菸是第一步

像袁伯伯這樣胸口不舒服、胸悶等，有可能是冠心症，**通常醫師會要求做心電圖，看看心臟有無異常，再決定安排下一步的檢查與治療**。

冠心症就是冠狀動脈心臟病，常見的症狀，包括胸悶、呼吸困難、腸胃不適等。

至於會有哪些症狀，要看冠狀動脈的阻塞程度及心臟工作量的負荷。例如不運動時，心臟的負荷小，即使有動脈阻塞，但仍有足夠的血流量通過，不會有缺氧情形。

但若是做較激烈的運動，就可能會胸口悶悶的、很不舒服，稱為穩定性心絞痛。

嚴重一點的，即使在休息時，也會感覺不舒服，更嚴重的，則會發生急性心肌梗塞，這時要趕快送急診，不然會有生命危險。

戒菸的好方法

後來，袁伯伯經由檢查，證實有冠心症，所以戒菸是第一步，但除此之外，他同時也被發現血壓、膽固醇過高，這些也都要一併治療。

戒菸是個人意志力的考驗，需要家人的配合。更重要的是，醫生要有強烈的叮嚀與提醒，才能促使病人堅持下去。

剛開始戒菸會很難，但可以用一些方法，例如**向家人及親朋好友宣布為了健康理由要戒菸，讓大家一起督促執行，或尋求戒菸門診的專業幫忙等。**

評估罹冠心症的危險度

以下為行政院衛生署國民健康局所提供的十個問題，可以協助評估冠心症發作、冠狀動脈疾病的危險度：

1.是否抽菸？
2.家中是否有抽菸者？
3.是否一週運動沒超過兩次？
4.是否超過理想體重？（BMI=體重（kg）／身高（m^2），正常範圍十八點五小於或等於BMI小於二十四）
5.是否有注意膽固醇的攝取量？
6.是否有注意脂肪的攝取量？
7.是否攝取的水果和蔬菜量很少？
8.家族中是否有冠心症病歷患者？
9.是否為四十五歲以上？
10.是否罹患末梢血管疾病？

若回答「是」的答案達四個以上者，為了降低冠心症的危險性，需要更加努力。

冠心症的診斷與治療，通常需要基層醫師與心臟內、外科醫師通力合作，以及病人對症狀的高度警覺，了解何時需要緊急送醫。

老人家平時就要留意自己的身體狀況

就醫前，要先準備好醫生會問的問題，才能夠讓醫生做最正確的診斷和治療，所以，平時就要了解自己的情況，也才能正確回答醫生的問題，讓醫生做出最適切的診斷。

．心臟是從何時開始不舒服的？有什麼症狀？

◎詹醫師給子女的貼心叮嚀

對於任何一位吸菸者來說，戒菸都不是一件容易的事，但如果不危急了健康，那麼就不得不強迫自己。

若老人家決定戒菸，除了老人家本身的意志力外，家人的督促、提醒、鼓勵、支持與配合，其實也很重要，或者如果覺得自己意志不夠堅定，那麼醫院的戒菸門診，也是可以考慮的。

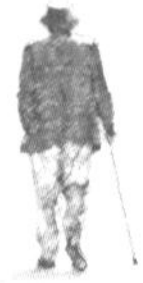

- 心臟不舒服時，您在做什麼？
- 是從一開始就很不舒服？還是慢慢變嚴重？
- 是不是還有其他症狀？如噁心、冒汗、頭暈或是心悸？

只有當醫生完全了解病人症狀後，才能選擇最適合的治療方案，以確保每個人的健康。

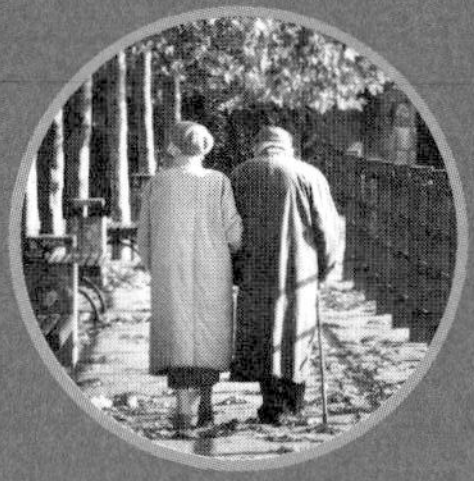

Part3

陪伴爸媽，走無憾的人生

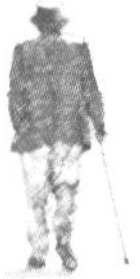

如何開口與爸媽談身後事？——預立遺囑／醫囑

有的老人家不預立遺囑的理由之一是：「我如果把錢分給子女了，他們就不養我了。」

實際上，只要遺囑寫得清楚，甚至載明各種條件如何分配等，然後送到法院公證，就有效力了。老人家也可以視情況，一段時間就審視、更改。

在秋風送爽的季節，敏敏帶著雙親到新北市三芝鄉「看風景」，她在臉書上po上父母笑咪咪的合照。如果不是看她標示的地點，朋友們都不知道原來她帶雙親去看他們未來的「新家」。

五十歲的敏敏婚姻美滿，有體貼老實的老公、一個上高中的可愛女兒，她很珍惜現在的生活，也感到很知足，雖然因為負責的是廣告企劃，事多且繁雜，下班時間也晚，但因為住在附近的父母常能幫忙照料，所以她並不會有蠟燭兩頭燒的疲累。

但可能是因為工作關係，她接觸的人多，看的也多。這幾年，她陸續聽到親戚、同學、朋友提到在父母過世後，子女為了爭家產，兄弟姊妹之間反目，或者是為了照顧父母的責任分擔，一家人吵得不可開交。

甚至還有一位朋友因為哥哥與姊姊為了要不要讓父親接受急救措施，大吵一架，結果讓在病床上的父親，硬是多折騰了三個月才過世。

無法讓父親「好走」的理由

據朋友描述，她父親因重病插管住到加護病房，到最後雖然已無法言語，但只要稍微清醒，老人家就會掙扎要把插管拔掉，無奈因為家人意見不一致，醫生只好繼續使用維生醫療。

她父親後來走的時候，滿臉的怨恨與痛苦，讓她對兄姊們讓父親臨終前多受罪十分不諒解。

而朋友的兄姊之所以不想讓父親「好走」的理由之一，就是遺產還未分配好，後來連要葬在何處，如何辦喪事等，都吵了很久才決定。等喪事一結束，一家人的關係也宣告破裂。

敏敏的朋友勸告敏敏，**要盡可能在父母生前確定父母「身後事」，包括要不要放棄急救、什麼時候、需不需要申請安寧照顧，還有財產的分配、喪禮的形式、選擇葬在何處等**。

對中國人來說，跟父母或長輩談論死亡，好像是大不敬的事，但這幾年相關的宣導不少，社會上也愈來愈能接受先談自己的「後事」觀念。

敏敏就是趁最近陸續幾則社會新聞，例如，因為父親生前未講好遺產分配，在父親過世後，兄弟為了爭產竟持刀互砍，或者因為不想奉養老母親，竟把母親丟在派出所等，敏敏利用看新聞的機會，與父母討論。

沒想到，父母其實也想到了，於是敏敏開始蒐集資料，另外，她利用假期，帶父母郊遊，順便談談身後事，如，立遺囑／醫囑、看塔位等。

與父母討論身後事時，最重要的是「時機」

在台灣人的觀念中，遺囑通常談的是比較經濟面的問題，但在歐美國家的「預立醫囑」，基本上是寫下來當自己沒有辦法自己做決定時，要接受什麼程度的醫療，從是不是要簽放棄急救（DNR）、要不要接受人工餵食、要不要接受點滴、要不要住院等都是可以討論的課題。

子女在與父母討論父母的身後事時，最重要的是「時機」。**要讓父母覺得子女是關心他們，以避免引起老人家的不快**。

當然，老人家本身自己也要有心理準備。有的老人家不預立遺囑的理由之一是：「我如果把錢分給子女了，他們就不養我了。」

實際上，只要遺囑寫得清楚，甚至載明各種條件如何分配等，然後送到法院公證，就有效力了。老人家也可以視情況，一段時間就審視、更改。

老人家寫好身後企劃書

現在有愈來愈多人都會在生前就明確告知子女，要如何走完人生的最後一程。八十五歲的劉奶奶在老伴過世後，她就找了兒子、女兒，對他們說，她不要無效的急救，如果是末期癌症，也不要積極治療，就接受安寧緩和。

她要漂亮、有尊嚴地跟人生說再見。

不過，劉奶奶還交代：「我怕火，所以不要火化。」劉奶奶的兒子在媽媽安詳地離世後，找了媽媽生前看中的墓地，莊嚴地送走摯愛的母親。

劉奶奶的鄰居陳董，從商場上風光的退下來後，他對於自己的後事安排，一如他在事業上的衝刺，積極又明快。

他先預立遺囑，並且每年都會重新評估，看看是否需要修改。

除此之外，他把如何辦後事寫得很清楚，如同企劃案般，從要火化、要葬在風水不錯的福地、喪禮以佛教儀式進行、要找法師念經等，連訃聞要通知哪幾位朋友的名單都列出來了。

他希望子女們可以依照他的身後企劃書，處理他的後事。

陳董的子女雖然知道父親對自己的後事已有準備，但當看到父親如此周詳的計畫，心裡還是感傷不已。

現在科技發達，也有長者選擇以影音，錄下自己對後事的看法，這也能讓子女們在想念父母時，有機會再看看父母的身影。

醫生、護理師或是社工師的協助

某種程度來說，預立遺囑不只是很現實地分配財產，畢竟有些人並沒有什麼房產、現金可以留給子女，但遺囑就像是自己對子孫的家訓，或趁此機會叮嚀、提醒子女，以及有些平日說不出口的話，也能考慮寫進遺囑。

往往會讓子女懊悔的是，在辦完父母的告別式時，才發現竟然找不到任何文字或適當的照片，這是最讓人感慨與唏噓的。

對於醫療相關的「預立醫囑」部分，子女有時需要找適當的時機與父母討論，有時或許不方便啟齒，那麼就可以借助非家人的建議，醫生、護理師或是社工師都是適合的對象。

例如，「你去幫我跟我爸說啦，我們暗示他，他都似乎聽不進去，但做子女的，還是要尊重老爸的意願。」

醫師也發現由非利害關係人出面暗示，反而可以觸動長者的心思，讓他們去下決定。

不論是討論要不要簽DNR到如何辦後事，都需要一樣樣來。現在的資訊發達，相關的訊息、如何辦手續等，都可以先找到，再一一研究、了解。

以預立遺囑、財產分配來說，《民法・繼承編》雖對財產的繼承、分配，有些規定，但是如果有白紙黑字的遺囑，一方面可以讓子女了解父母的意思，更能避免紛爭。

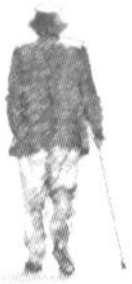

老人家做決定前，不妨與家人好好談談

安排自己的「後事」，有如檢視自己的一生，需要有一番心理建設。

每個人的情況不同，要做決定前，不妨與家人好好談談，溝通一下為何要做某樣的決定，例如最後一程為何選擇不接受無效急救、為什麼要安葬在某個墓園、為什麼股票要給小兒子、房子要給長子等等，讓子女知道安排的用意。

長者若願意在生前就說清楚、講明白，也能避免子女日後心存埋怨。

死亡並不可怕，就看用何種態度與方法去面對死亡這件事。

面對死亡，不只長者要做功課，為人子女者更應該為父母做好準備，讓死者無憾，生者無悔。

◎詹醫師給子女的貼心叮嚀

老人家的離去，對子女來說，心裡確實會萬般不捨，但生、老、病、死，原本就是每個人必經的過程，誰也無法避免。

既然無法避免，那麼與其讓子女為自己的後事爭執，不如先交待清楚，讓彼此沒有遺憾。

我要有尊嚴的離開——預立安寧緩和醫療暨維生醫療抉擇意願書

阿松的父親會選擇預立安寧緩和意願書，就是因為看到同鄉好友祥伯，在癌症末期，不但飽受疼痛煎熬，他去探望時，老友連握他手的力氣都沒有了，只搖頭嘆氣，無力地說：「能不能早點解脫，不要再給我插什麼管了。」

在科技公司上班的阿松，一向認真、負責。有時為了專案，忙到沒日沒夜，所以常常一個月，還休不到兩三天假，但上個月，他反常地請了一個月的假。

阿松說，他平時太專注在工作上了，疏忽了對老父的照護，但最近父親病情加重，而父親早早就簽下「預立安寧緩和醫療暨維生醫療抉擇意願書」，選擇要

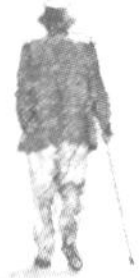

在家接受醫院的安寧居家療護，也就是醫療人員到府照護，陪伴度過最後的日子。

身為人子的他，想好好陪伴父親，讓老爸安靜、平和、無憾地走完人生最後一程。

與阿松情況相似的是茹姐。四十多歲的茹姐是職場女強人，為了拚事業，她花在工作上的時間，其實比家庭還多，但不久前，她卻突然辭職。

一問之下，茹姐語重心長地說：「我父親走得早，幸好母親是公務員，收入穩定，讓我和妹妹雖然沒有父親，但日子過得無憂無慮，但也因為如此，我總覺得自己工作要更認真，才能對得起母親的辛苦，只是沒想到，我一直拚工作，卻反而忽略了母親的身體。」

茹姐的母親七十多歲了，她在女兒都結婚後，就從台北搬回南部故鄉獨居。她不愛麻煩女兒，女兒平常也只是電話問候，有時候女兒工作一忙，往往半年才回家探望母親一次。

為了怕女兒們擔心，雖然老人家有病痛，通常也不想讓女兒知道，結果她們是在媽媽因癌症末期住院，接到醫院通知，才得知母親生了這麼嚴重的病，而母親已告訴院方，放棄插管急救。

茹姐在清楚什麼是DNR後，決定好好陪伴母親，走完人生的最後一程。

家屬要求醫院，無論如何都要「救」？

什麼是「預立安寧緩和醫療暨維生醫療抉擇意願書」？「安寧居家療護」該如何申請？

在許多台灣家屬的觀念裡，都會希望醫師要救回病人的生命，哪怕病患得吃再多的藥，或得不斷讓病患打點滴、營養針、插管等，這些能維持生命跡象的措施，病患家屬都希望醫生一定要做。

其實，**家屬會如此要求醫院，多半是來自親戚指指點點的壓**力。似乎如果放棄治療，就是不孝，所以家屬通常會要求院方，一定要想盡辦法急救。

不過，醫師如果遇到末期病人，多半會告訴病人家屬。告訴他們，這時，病患就算插上氣管內管、接上呼吸器，也常常無法改善病況。

飽受煎熬的家屬

而很多研究也指出，末期的病人，急救成功率很低，常常對病情無益，反而會讓病患繼續忍受各種不適，甚至要插更多的「管」。

這樣對病人，真的是好嗎？那麼，到底要如何選擇呢？

其實，對病患家屬來說，要做這樣的選擇，都是非常飽受煎熬的。

阿松的父親會選擇預立安寧緩和意願書，就是因為看到同鄉好友祥伯，在癌症末期，不但飽受疼痛煎熬，他去探望時，老友連握他手的力氣都沒有了，只搖頭嘆氣，無力地說：「能不能早點解脫，不要再給我插什麼管了。」

但因為祥伯的子女意見不同，又是大家族，他們怕被親戚說閒話，所以即使好友哀求「讓他好好走」，子女卻都不敢同意。

結果拖了半年多，祥伯還是走了。

阿松的父親在參加完祥伯的喪禮後，回家就請兒子去找相關的規定，他特別「告誡」兒子：「若有這麼一天，我要好好地走，不要給我來些有的沒有的急救！」

插管等醫療措施不見得能延長生命

其實，插管等醫療措施不見得能延長生命。

根據美國的醫學數據統計，病患有沒有插管、接呼吸器，對存活時間並無差別，插上氣管內管，只是會讓病人更加不適。

目前新版的「預立安寧緩和醫療暨維生醫療抉擇意願書」，其實是不施行心肺復甦術（CPR）急救（簡稱DNR）的延伸，這部分也有許多人分不清楚，以下為清楚的說明。

心肺復甦術（CPR）是從一九六〇年代起，被全球醫療機構公認是急救的標準作業程序，但早年是以搶救意外事故為主，例如溺水、車禍、中風、中毒或心臟病突發等事件，不像現在幾乎每個心臟停止跳動的到院病人，都要接受CPR。

美國曾針對兩萬六千零九十五名病人接受CPR的存活率做過研究，其中只有百分之十五康復出院，百分之八十五的病人死亡。

有些病人就算當時被救活，長期的存活率也非常低；有些病人生活無法自理；或住在安養機構，需仰賴他人全天候照顧。

急救可能造成病患身體極大的「損害」

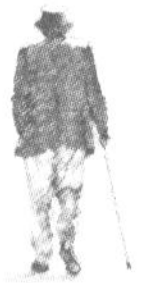

CPR是急救的利器，卻也可能造成病患身體極大的「損害」，常見的有胸骨壓斷、內臟破裂、大出血，還會有後遺症，例如氣管內插管，導致吸入性肺炎、感染等。

多數人最害怕的是救回一命後，卻成為只能靠儀器維生的情況，尤其某些病患CPR的成功率特別不好，可能更要考慮。

因此醫院會列出不適用CPR急救的狀況，例如病情無法好轉、預期癌症或慢性病已到末期的病人。

給重症末期的病人插管急救，面臨的會是一旦插管，就不能不「管」。但若病人情況無法好轉，只是增加親人的痛苦罷了。

至於《安寧緩和醫療條例》則是在二〇〇〇年立法，經過三次修法，讓國人在臨終時，可以選擇要搶救到底，接受心肺復甦術（CPR），或選擇不施行心肺復甦術（DNR）（即不插管、不心肺按摩、不電擊等），以減少受到新進醫療科技無效醫療的折磨，能平和地離世。

而新的修法，加入的選項是如果經過急救，施行維生醫療，如呼吸器、葉克膜等一段時間，病患還是無法恢復意識，無法擁有呼吸功能及維持穩定生命徵象時，那麼，經過親屬同意，就可以撤除無效且痛苦的維生醫療措施（LST）（亦即拔管等）。

讓親人走得更有尊嚴、更平和

《安寧條例》第七條規定，不施行心肺復甦術或維生醫療，應符合下列規定：

1. 應由兩位醫師診斷確為末期病人。

2. 應有意願人簽署之意願書。

因此首先要有兩位專科醫師確定診斷為末期病人。條例第三條規定：末期病人是指罹患嚴重傷病，經醫師診斷認為不可治癒，且有醫學上之證據，近期內病程進行至死亡已不可避免者。

病人必須經醫師長期治療（或有病歷資料顯示），患有如癌症、愛滋病、運動神經元萎縮病或重大器官衰竭（如腦、心、肺、肝、腎任一器官嚴重衰竭），並且自己簽立DNR意願書（或做健保卡DNR意願之註記），或根據條例第七條規定，末期病人無簽署意願書且意識昏迷或無法清楚表達意願時，由其最近親屬出具同意書代替之。

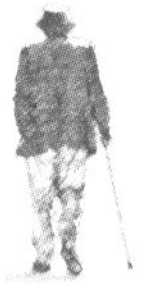

第七條又規範無最近親屬者，應經安寧緩和醫療照會後，依末期病人最大利益出具醫囑代替之，才可執行DNR或撤除LST。

《安寧緩和醫療條例》的法律規定嚴格，就是要確定不插管急救（DNR）或拔管撤除維生醫療措施的條件，要保障病人不要再受病痛折磨，有尊嚴地過世，但也要保障病人的生存權益。不能因為簽了DNR意願書，醫師就可隨便做或不做應該做的急救措施。

在西方國家，預立醫囑（DNR只是一小部分），被視為社會進步的象徵，病人有醫療決定權。

美國國會在一九九一年通過「病人自決法案」，要求醫院需以書面告知成人病患醫療自決權益。

美國前總統柯林頓及夫人希拉蕊，在法案通過兩年後，帶頭簽下了「預立醫囑」，公開表明「選擇自然

◎詹醫師給子女的貼心叮嚀

當爸媽生命走到盡頭，身為子女，心裡不免慌亂、焦慮，但是如果因為不捨、因為還沒準備好家人的離去，或其他考量，而選擇過多的搶救，其實反而無法讓家人有尊嚴、平和地離開。「善終」是我們每個人都必須學習的一門功課。

死」與「拒絕施行心肺復甦術（DNR）」。

根據統計，台灣一年死亡人數約十五萬五千人（其中包括癌症死亡占三萬九千人），從「安寧緩和醫療條例」公布施行到二〇一四年九月，已有二十五萬五百七十七人簽了「預立安寧緩和醫療暨維生醫療抉擇意願書」。

這個數字雖比國外低，但已經有愈來愈多人可以接受這樣的觀念，讓自己及親人的最後一程，能走得更有尊嚴、更平和。

有了法令，也要有相關配套措施。針對末期病人，除了各大醫院有安寧病房及居家安寧服務之外，部分醫療院所，例如台大的金山分院還特別加強居家、安寧的善終服務。

如果原本採取在家裡安寧緩和的個案在瀕死的前幾天，當症狀無法處理時，可以選擇住到醫院的安寧病房。

不過，金山分院的居家安寧團隊在前院長黃勝堅帶領下，針對瀕死病人，每日到宅，處理病患的病痛。不但能完成病患在家過世的心願，也幫助病患減少身體上的痛苦，近年來得到許多迴響與肯定。

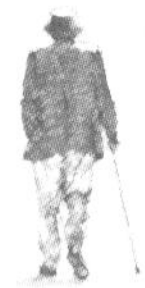

【附錄】不施行心肺復甦術（DNR）相關表格

一〇二年五月十五日行政院衛生署公告，原四款意願書自中華民國一〇二年五月十五日起停止適用，公告修正「預立安寧緩和醫療暨維生醫療抉擇意願書」、「不施行心肺復甦術同意書」、「不施行維生醫療同意書」、「醫療委任代理人委任書」、「撤回預立安寧緩和醫療暨維生醫療抉擇意願聲明書」五種表單。

「預立安寧緩和醫療暨維生醫療抉擇意願書」

本人＿＿＿＿＿（簽名）若罹患嚴重傷病，經醫師診斷認為不可治癒，且有醫學上之證據，近期內病程進行至死亡已屬不可避免時，特依安寧緩和醫療條例第四條、第五條及第七條第一項第二款所賦予之權利，作以下之抉擇：（請勾選

）

□接受　安寧緩和醫療（定義說明請詳背面）

□接受　不施行心肺復甦術（定義說明請詳背面）

□接受　不施行維生醫療（定義說明請詳背面）

□同意　將上述意願加註於本人之全民健保憑證（健保IC卡）內

簽署人：（簽名）＿＿＿＿＿＿　國民身分證統一編號：＿＿＿＿＿＿

住（居）所：＿＿＿＿＿＿＿＿＿＿＿＿

電話：＿＿＿＿＿

出生年月日：中華民國＿＿年＿＿月＿＿日

□是 □否 年滿二十歲（簽署人為成年人或未年滿二十歲之末期病人，得依安寧緩和醫療條例第四條第一項、第五條第一項及第七條第一項第二款之規定，立意願書選擇安寧緩和醫療或作維生醫療抉擇）。

在場見證人（一）：（簽名）＿＿＿＿＿＿　國民身分證統一編號：＿＿＿＿＿＿

住（居）所：＿＿＿＿＿＿＿＿＿＿＿＿

電話：＿＿＿＿

出生年月日：中華民國＿＿年＿＿月＿＿日

在場見證人（二）：（簽名）＿＿＿＿國民身分證統一編號：＿＿＿＿

住（居）所：＿＿＿＿

電話：＿＿＿＿

出生年月日：中華民國＿＿年＿＿月＿＿日

簽署日期：中華民國＿＿年＿＿月＿＿日（必填）

法定代理人：（簽署人未成年方須填寫）

簽名：＿＿＿＿國民身分證統一編號：＿＿＿＿

住（居）所：＿＿＿＿

電話：＿＿＿＿

出生年月日：中華民國＿＿年＿＿月＿＿日

醫療委任代理人：（簽署人為醫療委任代理人方須填寫並應檢附醫療委任代理人委任書）

簽名：＿＿＿＿＿ 國民身分證統一編號：＿＿＿＿＿

住（居）所：＿＿＿＿＿＿＿＿＿＿＿＿＿＿＿＿＿＿＿＿＿＿＿＿

電話：＿＿＿＿＿

出生年月日：中華民國＿＿年＿＿月＿＿日

備註1：簽署人可依背面簡易問答第四題說明，自行查詢健保IC卡註記申辦進度，若無法自行查詢，需要回覆通知者，請於下列□打勾（無勾選者視同無須回覆）。□註記手續辦理成功時，請回覆通知簽署人。

備註2：「預立安寧緩和醫療暨維生醫療抉擇意願書」填妥後請將正本寄回行政院衛生福利部國民健康署（103台北市塔城街三十六號）或宣導單位：台灣安寧照顧協會（251新北市淡水區民生路四十五號）收，副本請自行保管。

【正本】依行政院衛生署中華民國一〇二年五月十五日公告之參考範例編印。http://www.hospice.org.tw/2009/chinese/supply-3-3.php

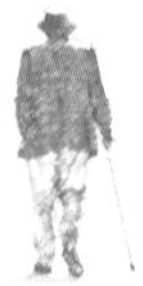

名詞解釋：

安寧緩和醫療：為減輕或免除末期病人之生理、心理及靈性痛苦，施予緩解性、支持性之醫療照護，以增進其生活品質。

不施行心肺復甦術：對臨終、瀕死或無生命徵象之病人，不施予氣管內插管、體外心臟按壓、急救藥物注射、心臟電擊、心臟人工調頻、人工呼吸等標準急救程序或其他緊急救治行為。

不施行維生醫療：末期病人不施行用以維持生命徵象及延長其瀕死過程的醫療措施。

資料來源：財團法人中華民國（台灣）安寧照顧協會

財團法人中華民國（台灣）安寧照顧基金會聯絡方式

地址：（25160）新北市淡水區民生路四十五號

電話：（02）2808-1130

傳真：（02）2808-1137

email：hospice@hospice.org.tw

國家圖書館預行編目資料

好好照顧您：台大老年醫學專家，教你照護爸媽，不可不知的10大迷思與14項困擾／詹鼎正著. ——初版. ——臺北市：寶瓶文化, 2015. 02
面；　公分. ——（restart；02）
ISBN 978-986-406-000-9（平裝）

417.7　　104000350

寶瓶 AQUARIUS

Restart 002

好好照顧您——台大老年醫學專家，教你照護爸媽，不可不知的10大迷思與14項困擾

作者／詹鼎正（台大醫院竹東分院院長）
主編／張純玲

發行人／張寶琴
社長兼總編輯／朱亞君
主編／張純玲・簡伊玲
編輯／賴逸娟・丁慧瑋
美術主編／林慧雯
校對／張純玲・陳佩伶・吳美滿・詹鼎正
業務經理／李婉婷
企劃專員／林歆婕
財務主任／歐素琪　業務專員／林裕翔
出版者／寶瓶文化事業股份有限公司
地址／台北市110信義區基隆路一段180號8樓
電話／(02)27494988　傳真／(02)27495072
郵政劃撥／19446403　寶瓶文化事業股份有限公司
印刷廠／世和印製企業有限公司
總經銷／大和書報圖書股份有限公司　電話／(02)89902588
地址／新北市五股工業區五工五路2號　傳真／(02)22997900
E-mail／aquarius@udngroup.com

法律顧問／理律法律事務所陳長文律師、蔣大中律師
如有破損或裝訂錯誤，請寄回本公司更換
著作完成日期／二〇一四年十月
初版一刷日期／二〇一五年二月十日
初版七刷日期／二〇一七年十一月七日
ISBN／978-986-406-000-9
定價／三二〇元

AQUARIUS 寶瓶 文化事業

愛書人卡

感謝您熱心的為我們填寫，
對您的意見，我們會認真的加以參考，
希望寶瓶文化推出的每一本書，都能得到您的肯定與永遠的支持。

系列：restart 002 **書名：好好照顧您——台大老年醫學專家，教你照護爸媽，不可不知的10大迷思與14項困擾**

1. 姓名：__________ 性別：□男 □女
2. 生日：_____年_____月_____日
3. 教育程度：□大學以上 □大學 □專科 □高中、高職 □高中職以下
4. 職業：__________
5. 聯絡地址：______________________

   聯絡電話：__________ 手機：__________
6. E-mail信箱：______________________

   □同意 □不同意 免費獲得寶瓶文化叢書訊息
7. 購買日期：_____ 年 _____ 月 _____日
8. 您得知本書的管道：□報紙／雜誌 □電視／電台 □親友介紹 □逛書店 □網路 □傳單／海報 □廣告 □其他
9. 您在哪裡買到本書：□書店，店名__________ □劃撥 □現場活動 □贈書 □網路購書，網站名稱：__________ □其他__________
10. 對本書的建議：（請填代號 1. 滿意 2. 尚可 3. 再改進，請提供意見）

    內容：__________

    封面：__________

    編排：__________

    其他：__________

    綜合意見：______________________
11. 希望我們未來出版哪一類的書籍：______________________

讓文字與書寫的聲音大鳴大放

寶瓶文化事業股份有限公司

（請沿此虛線剪下）

廣　告　回　函
北區郵政管理局登記
證北台字15345號
免貼郵票

寶瓶文化事業股份有限公司收

110台北市信義區基隆路一段180號8樓

8F,180 KEELUNG RD.,SEC.1,

TAIPEI.(110)TAIWAN R.O.C.

（請沿虛線對折後寄回，或傳真至02-27495072。謝謝）